Vinod K.S. Gautam

Tuberculose do cérebro e da coluna vertebral

Vinod K.S. Gautam

Tuberculose do cérebro e da coluna vertebral

ScienciaScripts

Cover image: www.ingimage.com

This book is a translation from the original published under ISBN 978-620-2-30060-5.

Publisher:
Sciencia Scripts
is a trademark of
Dodo Books Indian Ocean Ltd. and OmniScriptum S.R.L publishing group

120 High Road, East Finchley, London, N2 9ED, United Kingdom
Str. Armeneasca 28/1, office 1, Chisinau MD-2012, Republic of Moldova, Europe
Managing Directors: Ieva Konstantinova, Victoria Ursu
info@omniscriptum.com

Printed at: see last page
ISBN: 978-620-8-38067-0

Antes de mais, gostaria de agradecer à minha mulher, ***Mukta Singh***, por ser o meu apoio, inspiração e motivação. A sua atitude piedosa e altruísta acrescentou uma nova dimensão de cuidados compassivos na minha carreira profissional de neurocirurgião.

Agradeço também à minha maravilhosa filha, ***Harshita Singh***, por me encorajar em todos os meus esforços. A inteligência e a visão futurista da Harshita permitem-me explorar muitas áreas de avanços tecnológicos e médicos.

Dedico este livro a ambos por serem as duas pessoas mais importantes da minha vida pessoal e profissional.

Dr. Vinod K S Gautam

Índice

CAPÍTULO 1

INTRODUÇÃO

O cérebro e a espinal medula constituem o sistema nervoso central (SNC). O cérebro está contido no interior do crânio rígido e a espinal medula está contida na coluna vertebral. As lesões do crânio, como as lesões ósseas, também afectam o cérebro de forma semelhante às lesões que afectam as estruturas intracranianas, como as lesões do cérebro, do cerebelo, dos vasos sanguíneos e do líquido cefalorraquidiano (LCR). Do mesmo modo, as lesões ósseas da coluna vertebral também afectam a medula espinal. A tuberculose (TB) pode afetar qualquer parte do crânio ou crânio, estrutura intracraniana, coluna vertebral e medula espinal. Neste livro, o termo tuberculose do SNC é utilizado indistintamente para designar a tuberculose do cérebro e da coluna vertebral. A tuberculose do sistema nervoso central (TB do SNC) é uma das manifestações mais devastadoras da tuberculose. A tuberculose é um problema mundial e, apesar dos avanços diagnósticos e terapêuticos e da implementação de vários programas de controlo da tuberculose em todo o mundo, o peso da doença é ainda muito elevado. A emergência da multirresistência agravou ainda mais o cenário.

Contrariamente à crença anterior de que as pessoas do grupo socioeconómico mais baixo e as pessoas com baixa imunidade são mais propensas a contrair esta doença, atualmente esta doença é prevalente em todos os grupos de doentes, independentemente da idade, do sexo, da educação e do estatuto socioeconómico ou do estado imunitário. A tuberculose continua a ser uma doença subnotificada devido a muitos factores, uma vez que a maioria dos doentes não recebe tratamento dos organismos de saúde públicos e existe uma grande variação entre os médicos no que respeita ao diagnóstico e tratamento da tuberculose do cérebro e da coluna vertebral. Historicamente, os programas de luta contra a tuberculose têm-se centrado na prevenção da doença na comunidade e a maioria das recomendações é para a deteção e o tratamento da tuberculose pulmonar. Na prática clínica, não existe uma diretriz ou protocolo uniformemente praticado e estabelecido para diagnosticar ou tratar esta doença comum.

É urgente desenvolver métodos mais recentes para diagnosticar a tuberculose do cérebro e da coluna vertebral. Além disso, é necessária uma melhor coordenação entre os médicos, radiologistas, microbiologistas, patologistas, ortopedistas, pediatras, neurologistas e neurocirurgiões, bem como entre os decisores políticos e outras partes interessadas, para um tratamento rápido e abrangente da tuberculose do cérebro e da coluna vertebral e das suas sequelas.

No cenário atual, normalmente um médico de tórax está bem familiarizado com a tuberculose pulmonar e, com os resultados da radiografia do tórax e do exame da expetoração, pode tratar um caso de tuberculose pulmonar com confiança. Mas, sempre que há envolvimento do cérebro ou da coluna vertebral, pode haver um atraso no diagnóstico da doença devido à apresentação não específica e subtil do envolvimento do SNC. Além disso, a apresentação do SNC pode ocorrer sem tuberculose pulmonar e pode ser difícil obter o material de biópsia ou demonstrar bacilos álcool-ácido rápidos (BAAR) no LCR ou no pus ou no tecido de granulação ou encontrar um resultado positivo de cultura e sensibilidade. Por vezes, um radiologista pode ajudar a obter o material de biópsia sob orientação de ultra-sons ou TC ou um neurocirurgião pode optar por uma biópsia estereotáxica ou um cirurgião pode operar o caso para descomprimir a medula espinal e, ao mesmo tempo, obter tecido de granulação para o AFB, cultura e sensibilidade e exame histopatológico.

Há muito material de estudo e recursos online disponíveis sobre este assunto. Mas, por vezes, o médico precisa de uma abordagem pragmática para tratar um determinado doente. Assim, o objetivo desta monografia é fornecer ao médico um guia fácil sobre a mesa. Esta monografia não é uma referência exaustiva, mas tem como objetivo fornecer uma visão panorâmica do problema e uma forma fácil de lidar com esta doença mortal, mas evitável e tratável.

Cada doente deve ser avaliado meticulosamente. A história do doente, os registos médicos anteriores e os relatórios de investigação devem ser tomados em consideração. O objetivo da avaliação meticulosa deve ser o de proporcionar a cura ao doente sem causar preocupações ou intervenções desnecessárias. Cada doente é o foco de toda a família e chega ao médico apesar do acesso precário à saúde, sem seguro de saúde universal e com muita apreensão em relação à intervenção neurocirúrgica. Assim, é responsabilidade moral do médico assistente reduzir os problemas enfrentados pelos pacientes e seus cuidadores.

Para o tratamento exaustivo de um caso de tuberculose do cérebro ou da coluna vertebral, propõe-se um roteiro para orientar os médicos e os cirurgiões, de modo a que não deixem nenhuma pedra por virar durante o tratamento de cada doente. Prevenir a ocorrência de um défice neurológico será uma grande vantagem para o doente e igualmente gratificante para o médico. Este livro é uma tentativa de partilhar a minha experiência com outros investigadores, médicos, profissionais paramédicos e outras partes interessadas envolvidas na gestão de doentes afectados por TB do cérebro e da coluna vertebral.

CAPÍTULO 2

CARACTERÍSTICAS CLÍNICAS E EPIDEMIOLÓGICAS DA TUBERCULOSE DO CÉREBRO E DA COLUNA VERTEBRAL

A tuberculose (TB) é causada pelo Mycobacterium tuberculosis. Trata-se de uma doença antiga e a história da tuberculose é tão antiga como a história da humanidade. Tem sido uma das maiores causas de morte nas sociedades ao longo da história.[1, 2] A tuberculose continua a ser uma das doenças mais mortíferas do mundo. De acordo com as estimativas da Organização Mundial de Saúde (OMS), todos os anos ocorrem mais de 8 milhões de novos casos de tuberculose e cerca de 3 milhões de pessoas morrem da doença.[3,4] Globalmente, o número de casos prevalecentes foi de 13,7 milhões (206/100 000 habitantes) em 2007.[5] Noventa por cento dos casos de tuberculose ocorrem em países em desenvolvimento, onde há poucos recursos disponíveis para assegurar um tratamento adequado. Estima-se que entre 19 e 43% da população mundial esteja infetada com M. tuberculosis.[6,7]

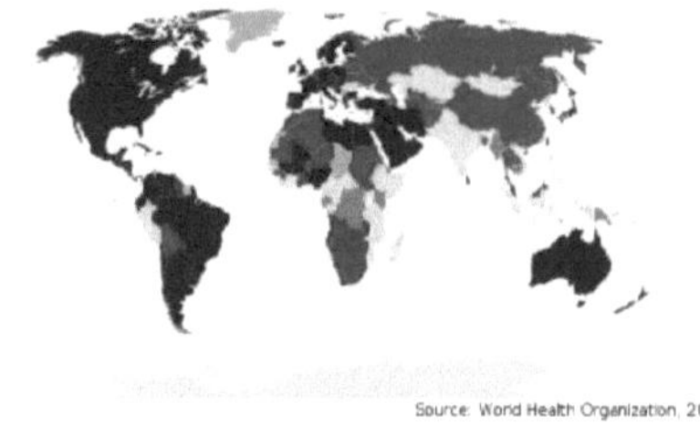

World map showing reported cases of tuberculosis per 100,000 citizens.

>300
200-300
100-200
50-100
<50
n/a

Fonte: OMS, Wikipédia

A tuberculose pode afetar quase todas as partes do corpo, sendo os órgãos mais frequentemente afectados os pulmões, o abdómen, os gânglios linfáticos, os ossos, o cérebro e a coluna vertebral. O envolvimento do sistema nervoso central é uma das manifestações mais devastadoras da tuberculose. A incidência da TB do SNC reflecte geralmente a incidência e a prevalência da TB na comunidade. A TB do SNC ocorre em cerca de 5 a 10% dos casos de TB extrapulmonar e representa aproximadamente 1% de todos os casos de TB.[8] A tuberculose extraneural síncrona é relatada em até 50% dos casos de neurotuberculose e pode ser uma pista importante para o diagnóstico de TB do SNC, se presente.[6,9,10]

A incidência da tuberculose aumentou com o aparecimento da infeção pelo VIH. O aparecimento da tuberculose multirresistente (TB-MDR) e da tuberculose extensivamente resistente aos medicamentos constitui um desafio maior. A emergência da tuberculose multirresistente (TB-MDR), definida como Mycobacterium tuberculosis com resistência, pelo menos, à isoniazida e à rifampicina, e, mais recentemente, da tuberculose extensivamente resistente (TB-XDR), definida como estirpes de M. tuberculosis com resistência tanto à isoniazida como à rifampicina e resistência às fluoroquinolonas e aos medicamentos injectáveis de segunda linha, constitui uma grande ameaça para o controlo global da tuberculose.[11,12] A nível mundial, a TB-MDR representa 3,4 dos novos casos e 20% dos casos de retratamento. Sessenta e nove países notificaram pelo menos um caso de XDR-TB até ao final de 2010 e estima-se que todos os anos surjam 25 000 casos de XDR-RB.[11,13] A TB resistente aos medicamentos pode dever-se a uma mutação genética que torna um medicamento ineficaz contra os bacilos mutantes, a uma infeção primária com estirpes resistentes aos medicamentos e pode desenvolver-se durante o tratamento devido a um tratamento inadequado.

A TB do SNC é muito comum na região do Sudeste Asiático e na região africana. A Índia, a China, a Indonésia, a África do Sul e a Nigéria ocupam o primeiro a quinto lugar em termos de incidência. A região do Sudeste Asiático é responsável por 31% do total de casos, enquanto a região africana é responsável por 85% do total de casos de TB com VIH[14] . No entanto, desde 1985, tem-se registado um ressurgimento da tuberculose nos países desenvolvidos devido ao aumento dos casos de síndrome de imunodeficiência adquirida e de doentes imunocomprometidos. Historicamente, os esforços dos programas nacionais têm-se centrado no controlo da propagação desta doença transmissível através da deteção precoce e do tratamento da tuberculose pulmonar com baciloscopia de expetoração positiva, reduzindo assim o peso da doença na comunidade. O tratamento da tuberculose do SNC continua a ser um desafio, uma vez que a deteção da infeção é muitas vezes retardada até ao aparecimento dos sintomas de envolvimento do SNC. Além disso, devido à natureza subtil dos sintomas e à menor familiaridade dos clínicos, as avaliações de diagnóstico muitas vezes não são efectuadas até que o envolvimento tuberculoso do cérebro e da coluna vertebral esteja avançado. Assim, apesar dos esforços dos programas nacionais de controlo da tuberculose e de organizações internacionais como a Organização Mundial de Saúde (OMS), a Agência dos Estados Unidos para o Desenvolvimento Internacional (USAID), os Centros de Controlo e Prevenção de Doenças dos EUA (CDC), a American Thoracic Society (ATS), a International Union Against Tuberculosis and Lung Disease (IUATLD), a KNCV Tuberculosis Foundation (KNCV) e a Management Sciences for Health (MSH), a tuberculose do SNC continua a ser um desafio.

Green P.H., em 1836, publicou um artigo no *Lancet* no qual descrevia uma hidrocefalia aguda fatal em seis crianças e a sua constatação post-mortem de "inflamação das meninges com a matéria tuberculosa sob a forma de granulação ou matéria xadrez". O autor relatou-a como "meningite tuberculosa".[15]

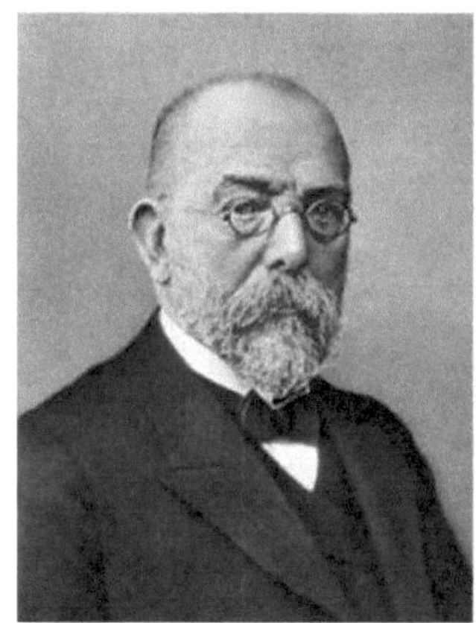

Robert Koch
(http://ihm.nlm.nih.gov/images/B16692,WikimediaCommons, https://en.wikipedia.Org/wiki/File:Robert_Koch_BeW.jpg)

Em 1882, Robert Koch corou e cultivou o Mycobacterium tuberculosis pela primeira vez.[16]

Em 1933, Rich e McCordack descobriram que a doença se desenvolve após a libertação de bacilos de lesões focais antigas em comunicação com as meninges. Estas lesões, denominadas focos de Rich, eram tipicamente subpiais ou subependimárias.

Os bacilos Mycobacterium tuberculosis entram no hospedeiro por inalação de gotículas e o ponto inicial de infeção são os macrófagos alveolares. A infeção localizada aumenta nos pulmões, com disseminação para os gânglios linfáticos regionais para produzir o córtex primário. Durante esta fase, está presente uma bacteriémia curta mas significativa que pode disseminar os bacilos da tuberculose para outros órgãos do corpo.

A bactéria da tuberculose pode disseminar-se a partir dos pulmões e pode afetar qualquer parte do corpo. A TB do SNC resulta da disseminação hematogénica da Mycobacterium a partir da infeção pulmonar primária e da formação de pequenos focos subpiais e subependimários (focos de Rich) no cérebro e na medula espinal.[17,18]

Um exsudado gelatinoso espesso infiltra-se nos vasos sanguíneos corticais ou meníngeos, produzindo inflamação, obstrução ou enfarte. A meningite basal é responsável pela disfunção frequente dos nervos cranianos e pela hidrocefalia.

A infeção granulomatosa pode causar leptomeningite basal, vasculite que leva a enfartes, granulomas parenquimatosos focais, abcesso e cerebrite. Na medula espinhal, a infeção granulomatosa pode causar arnoidite ou tuberculomas intramedulares focais.

Assim, ocorrem anomalias neurológicas com o desenvolvimento de um exsudado inflamatório que afecta principalmente a fissura sylviana, as cisternas basais, o tronco cerebral e o cerebelo. Os exsudados adesivos podem obstruir o trajeto do LCR causando hidrocefalia e podem comprometer os nervos cranianos. Os granulomas podem coalescer para formar tuberculomas e, dependendo da sua localização, causam diversas consequências clínicas e uma vasculite obliterante pode causar síndromes de enfarte e AVC.

A TBM também pode causar síndromes metabólicas, especialmente hiponatremia devido à SIADH ou à síndrome de perda de sal cerebral.

A tuberculose do SNC pode apresentar-se em qualquer idade. Pode ocorrer em ambos os sexos com igual incidência. A apresentação da tuberculose do SNC pode ser aguda, subaguda ou crónica. A tuberculose do SNC pode ocorrer sem história prévia de tuberculose pulmonar ou história de contacto tuberculoso. Cherian e Thomas referem que a história de tuberculose é evocada em 10% dos doentes.[8]

A tuberculose do sistema nervoso central tem um amplo espetro clínico de manifestações neurológicas. A tuberculose do SNC pode ser classificada como tuberculose intracraniana e espinal. A tuberculose intracraniana do SNC pode ser meningite tuberculosa, encefalopatia tuberculosa, vasculopatia tuberculosa, tuberculomas do SNC (únicos ou múltiplos), cerebrite focal, abcesso cerebral tuberculoso, osteomielite tuberculosa (óssea), como a osteomielite calvariana, enquanto a tuberculose espinal pode ser espodilite tuberculosa vertebral ou espinha de Pott; tuberculoma espinal não ósseo e meningite espinal.[6,8]

Classificação da TB do SNC

Tuberculose intracraniana	Meningite tuberculosa
	Hidrocefalia tuberculosa
	Encefalopatia tuberculosa
	Vasculopatia tuberculosa
	Tuberculomas intracranianos
	Cerebrite tuberculosa focal
	Abcesso cerebral tuberculoso
	Paquimeningite
	Osteomielite tuberculosa (óssea) como a osteomielite calvariana
Tuberculose espinal	Aracnoidite espinal tuberculosa ou meningite espinal
	Espondilite tuberculosa vertebral ou espinha de Pott
	Tuberculoma intramedular da coluna vertebral
	Tubérculos extramedulares intradurais (IDEM)
	Mielite tuberculosa

MENINGITE TUBERCULOSA (TBM)

A meningite tuberculosa é a manifestação mais comum da tuberculose do SNC. Pode ser aguda, subaguda ou crónica. A meningite tuberculosa, uma doença devastadora, pode resultar da sementeira e proliferação meníngeas diretas durante uma bacilemia tuberculosa, quer na altura da infeção inicial quer na altura da rutura de um foco pulmonar antigo, ou pode resultar da rutura de um foco parameníngeo antigo. A rutura de focos ricos no espaço subaracnoide leva à formação de um exsudado gelatinoso denso e ao desenvolvimento de vasculite. Nas cisternas basais, estes exsudados são mais graves em redor do círculo de Willis, estendendo-se frequentemente às cisternas ambiental, silviana e pontina, e em redor do quiasma ótico.[6,9,15,19,20] A meningite exsudativa pode resultar em panarterite necrotizante, com trombose secundária e oclusão de vasos de pequeno e médio calibre na base do cérebro, particularmente as artérias lenticulostriadas e talamoperfurantes, vasos que perfundem a chamada zona medial da TB.[6,21] Os enfartes isquémicos consequentes que ocorrem são uma complicação comum da MCT, tendo sido encontrados por Dastur et al em 41% dos casos numa série de autópsias.[22] O envolvimento bilateral é também uma caraterística distintiva útil.[6]

O diagnóstico clínico da TBM é difícil, uma vez que as caraterísticas clínicas são inespecíficas e variam muito, sendo frequentemente diagnosticada quando já ocorreu uma lesão cerebral.[23,24]

A tríade clínica clássica da meningite é a febre, a cefaleia e a rigidez da nuca. Os adultos com TBM apresentam frequentemente os sintomas clássicos da meningite, como febre, cefaleias e meningismo (rigidez da nuca), juntamente com défices neurológicos focais, alterações comportamentais e alterações do nível de consciência. Muitas vezes, uma história ou um teste cutâneo positivo para a tuberculina, uma história de exposição à tuberculose ou a identificação de factores de risco específicos para a tuberculose suscitam o receio de TBM, embora a história de tuberculose só seja evocada em cerca de 10% dos doentes. A presença de tuberculose pulmonar ativa na radiografia de tórax varia entre 30 e 50% em 25 séries recentes.[25]

Os doentes co-infectados com o VIH não parecem ter uma apresentação alterada da

TBM.[26-28] . As crianças com TBM apresentam frequentemente febre, rigidez da nuca, convulsões e sintomas abdominais, como náuseas e vómitos.[28, 29] A cefaleia é menos frequente do que nos adultos. Dependendo da fase de apresentação, os sintomas neurológicos variam desde letargia e agitação até ao coma. Wallgren et al. determinaram que a TBM em crianças se desenvolve mais frequentemente nos 3 meses seguintes à infeção primária por tuberculose. [30] A história familiar de tuberculose pode ser identificada em cerca de 50 a 60% das crianças, e um teste cutâneo de tuberculina positivo é encontrado em cerca de 30 a 50%.[28,29] Nas crianças, em particular, parece haver uma associação estreita com a tuberculose disseminada (miliar), que alguns postularam dever-se ao facto de a disseminação hematogénea robusta aumentar a probabilidade de desenvolvimento de um foco de Rich e, por fim, de rutura. Nas crianças, os sintomas da TBM têm muitas vezes um ritmo mais rápido e é frequente procurarem assistência médica horas a semanas após o início dos sintomas.[31]

Sintomas comuns da TBM

- Dor de cabeça
- Convulsões
- Febre, mal-estar
- Vómitos
- Diminuição da visão, diplopia, ptose
- Fotofobia
- Anorexia
- Movimentos involuntários
- Aumento progressivo da cabeça e atraso na evolução das crianças

Sinais clínicos

- Rigidez do pescoço
- Confusão

- Coma
- Paralisias dos nervos cranianos
- Papiledema
- Hemiparesia e Paraparesia
- Tremores
- Aumento do perímetro cefálico e abaulamento da fontenela anterior numa criança
- Envolvimento da bexiga e do intestino: Incontinência urinária e fecal

Os sinais clínicos dos doentes que apresentam TBM podem ser facilmente avaliados quanto à sua gravidade com base em modificações do sistema de estadiamento do British Medical Research Council, que demonstrou, em numerosas séries, ter um valor prognóstico considerável.[32-36] O sistema de estadiamento clássico é o seguinte

Fase I. O doente está completamente consciente e sem défices focais;

Fase II. GCS 10-14 com ou sem défice neurológico focal Ou , GCS 15 com défice neurológico focal, tal como défice dos nervos cranianos

Estágio III. GCS inferior a 10 com ou sem défice neurológico focal.[33,37]

TUBERCULOMAS INTRACRANIANOS

Presume-se que os tuberculomas intracranianos sejam secundários a um foco infecioso noutro local do corpo e surgem quando os tubérculos no parênquima cerebral aumentam de tamanho sem se romperem para o espaço subaracnoideu.[16] Nos adultos, são normalmente múltiplos e ocorrem nos lobos frontal e parietal. As crianças, por outro lado, têm uma predominância de lesões infratentoriais.[9,19,20,38] Os tuberculomas intraventriculares também são raramente relatados e podem estar associados a hidrocefalia, meningite e ependimite.[36] A via exacta de entrada dos bacilos da tuberculose nos ventrículos é controversa. A disseminação hematogénica através do plexo coroide parece ser o mecanismo mais provável. Os abcessos tuberculosos intraventriculares também foram registados, mas, mais uma vez, são extremamente raros.[39,5]

Os tuberculomas miliares do SNC ocorrem quando há uma infiltração difusa do cérebro por pequenos granulomas com menos de 5 mm.[19] Como tal, ocorrem frequentemente na ausência de TBM, mas podem certamente ocorrer juntamente com TBM. O tuberculoma apresenta um quadro clínico mais subtil do que a meningite tuberculosa. A apresentação habitual é a de uma lesão focal de crescimento lento, embora alguns doentes tenham um aumento da pressão intracraniana e não apresentem achados focais. Os tuberculomas não podem ser distinguidos de outras lesões que ocupam o espaço cerebral apenas pelas caraterísticas clínicas. As convulsões são a caraterística de apresentação mais comum, tanto em adultos como em crianças. O líquido cefalorraquidiano é geralmente normal e o diagnóstico é estabelecido por tomografia computorizada ou ressonância magnética.

ABCESSO CEREBRAL TUBERCULOSO

Os abcessos tuberculosos são raros e observados em menos de 10% de todos os doentes com tuberculose do SNC.[9,20,40] O abcesso tuberculoso é observado em até 20% de todos os doentes com infeção por VIH. O abcesso cerebral tuberculoso desenvolve-se a partir de granulomas tuberculosos parenquimatosos ou através da disseminação de focos tuberculosos a partir das meninges e é caracterizado por uma coleção encapsulada de pus contendo bacilos viáveis sem evidência do granuloma tuberculoso clássico e deve ser distinguido do granuloma com caseação central e liquefação que imita o pus.[41] Os abcessos cerebrais podem surgir de forma solitária ou múltipla. Grosseira e radiograficamente, um abcesso cerebral tuberculoso tem uma parede de abcesso muito mais espessa do que as lesões de um abcesso cerebral piogénico.[39,41,42] Os achados histopatológicos sugerem que a reação inflamatória na parede do abcesso é predominantemente tecido de granulação vascular contendo células inflamatórias agudas e crónicas e bacilos no pus ou na parede do abcesso.[42]

As manifestações clínicas do tuberculoma ou do abcesso cerebral tuberculoso dependem em grande parte da sua localização, e os doentes apresentam frequentemente cefaleias, convulsões, papiledema ou outros sinais de aumento da pressão intracraniana. No caso dos tuberculomas, o ritmo de desenvolvimento dos sintomas é geralmente medido em semanas ou meses.[41]

A apresentação do abcesso cerebral é mais aguda (1 semana a 3 meses) do que a do tuberculoma, mas mais lenta do que a dos abcessos cerebrais piogénicos e está associada a febre, cefaleias e défices neurológicos focais. [39, 41]

HIDROCEFALO

A hidrocefalia é uma sequela comum da meningite tuberculosa e está quase sempre presente em doentes que tiveram a doença durante quatro a seis semanas. A hidrocefalia é a razão mais comum para a referenciação neurocirúrgica em doentes com TBM. Pode ser do tipo comunicante ou do tipo obstrutivo. A hidrocefalia do tipo comunicante é a complicação mais comum num doente com meningite tuberculosa.[43] É mais frequente e grave nas crianças, ocorrendo em até 85% das crianças com a doença. As crianças apresentam normalmente atrasos nas etapas de desenvolvimento e um aumento progressivo do tamanho da cabeça. Os adultos com hidrocefalia queixam-se de cefaleias fortes, vómitos, diplopia ou alterações sensoriais. A tomografia computorizada com contraste é o exame de imagem de eleição em doentes, especialmente em crianças, uma vez que pode ser efectuada sem anestesia ou sedação e pode ser realizada num curto espaço de tempo em comparação com a ressonância magnética (RM). É possível obter informações adequadas sobre o tamanho dos ventrículos, a infiltração subependimária, a presença de enfartes e tuberclomas e a presença de exsudados basais através de uma TAC com contraste. O tratamento da hidrocefalia pode incluir terapêutica médica com agentes desidratantes e esteróides e tratamento cirúrgico com dreno ventricular externo, cirurgia de derivação ventrículo-peritoneal ou terceira ventriculostomia endoscópica (TVE).

CEREBRITE TUBERCULOSA FOCAL

A cerebrite tuberculosa focal pode ser a fase inicial da formação de um abcesso tuberculoso ou pode ser um padrão clínico-radiológico distinto de envolvimento do parênquima cerebral. Jinkins descreveu-a como um padrão clínico-radiológico único do parênquima cerebral[6,44] A TC mostra um realce giral focal intenso e, na RM, a cerebrite tuberculosa focal aparece hipointensa em imagens ponderadas em T1 e hiperintensa em imagens ponderadas em T2, com imagens pós-contraste a mostrar pequenas áreas de realce irregular.[6]

ENCEFALOPATIA TUBERCULOSA

A designação "encefalopatia tuberculosa" foi cunhada pela primeira vez por Udani em 1958.[6,45] A sua provável patogénese foi subsequentemente descrita por Dastur e Udani, que sugeriram que a base patológica da encefalopatia tuberculosa era uma reação alérgica de hipersensibilidade retardada do tipo IV devida à imunidade mediada por células à proteína da tuberculina.[22] Uma caraterística distintiva desta entidade é a sua ocorrência numa criança mais nova ou num bebé com tuberculose pulmonar. O exame cerebral revela edema cerebral difuso grave e palidez, especialmente da substância branca. A imagiologia cerebral revela um edema cerebral grave, unilateral ou bilateralmente assimétrico, especialmente da substância branca.[9,20]

TUBERCULOSE DA COLUNA VERTEBRAL

O envolvimento da coluna vertebral ocorre em menos de 1% dos doentes com tuberculose e pode ser secundário à tuberculose do corpo vertebral ou a uma meningite por tuberculose medular não óssea. A coluna torácica está envolvida em cerca de 65% dos casos, e a coluna lombar, cervical e toraco-lombar em cerca de 20%, 10% e 5%, respetivamente.[8,46] 10%-40% dos doentes com tuberculose da coluna torácica podem apresentar défice neurológico.[47,48]

A tuberculose pode afetar qualquer parte da medula espinal, incluindo as raízes nervosas, e, por conseguinte, pode apresentar-se com envolvimento do neurónio motor superior ou inferior, ou com um quadro clínico misto. Cerca de 10% dos casos com TBM têm alguma forma de tuberculose espinal.[49-52]

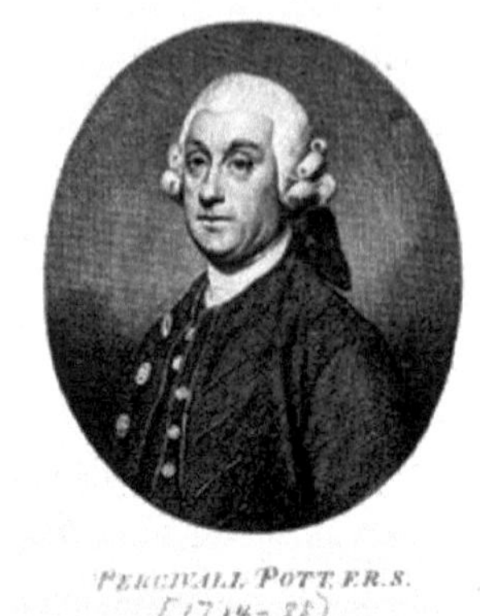

Sir Percivall Pott (6 de janeiro de 1714 - 22 de dezembro de 1788), Londres, Inglaterra

Fonte : Wikipedia, Nathaniel Dance-Holland, Biblioteca Nacional de Medicina, Imagens da História da Medicina.

A tuberculose dos corpos vertebrais (doença de Pott) com impacto na medula é responsável pela maioria dos casos de envolvimento da coluna vertebral e apresenta-se mais frequentemente com dor, um gibbus e sinais de compressão extrínseca da medula.

Classicamente, foram descritos quatro tipos de envolvimento da medula espinhal na tuberculose espinhal: (i) uma lesão paradiscal que surge da disseminação arterial da infeção; (ii) o tipo central de envolvimento do corpo vertebral de uma ou mais vértebras distantes ou adjacentes, que está frequentemente associado à meningite tuberculosa, uma vez que a disseminação da infeção se faz através do plexo venoso de Batson; (iii) o tipo anterior com destruição da cortical óssea e (iv) o tipo apendicular. Os tuberculomas extradurais da medula causam mais de 60% dos casos de paraparésia não óssea, embora os tuberculomas possam ocorrer em parte da medula. A radiculomielite tuberculosa é uma doença rara, mas bem descrita, caracterizada por paraparésia subaguda, dor radicular e disfunção da bexiga. A siringomielia é uma complicação rara da tuberculose espinal.[49,53-56] A apresentação da tuberculose espinal depende do estádio da doença e do local de envolvimento da coluna vertebral. A tuberculose espinal tem normalmente um início insidioso e uma progressão lenta. Os doentes procuram geralmente assistência semanas a meses após o início dos sintomas originais, devido à fraca intensidade dos sintomas iniciais. A duração média dos sintomas na altura do diagnóstico é de 3 a 4 meses. A dor localizada nas costas é o sintoma mais precoce e mais comum. Outras apresentações comuns incluem espasmos musculares locais com restrição dos movimentos da coluna vertebral, formigueiro ou dormência ou parestesia nos membros, dificuldade em andar, fraqueza nos membros, quadriparesia ou quadriplegia ou paraparesia ou paraplegia, rigidez (espasticidade) e espasmos dos flexores, dificuldade em urinar e/ou incontinência urinária fecal. Os doentes podem também apresentar deformidade gibosa ou cifótica, inchaço paravertebral e abcesso frio ou nódulo na virilha (abcesso do psoas). Todos os doentes com suspeita de tuberculose espinal devem ser investigados com uma ecografia (USG) do abdómen, incluindo a pélvis, para avaliar o envolvimento dos gânglios linfáticos para-aórticos, uma coleção pré-vertebral de tecido de granulação ou pus ou o envolvimento de outras vísceras abdominais. É essencial uma avaliação neurológica pormenorizada para decidir qual a zona da coluna vertebral a investigar com raios X e RMN.

Com o advento da ressonância magnética, das novas técnicas operatórias e dos implantes, o cenário no tratamento da cárie da coluna vertebral mudou drasticamente e as indicações cirúrgicas foram alargadas para uma resolução precoce da doença, uma reabilitação mais rápida e a prevenção de complicações tardias.

O envolvimento tuberculoso do cérebro e da medula espinal são as doenças neurológicas mais comuns nos países em desenvolvimento e, nos últimos tempos, têm mostrado um ressurgimento também nos países desenvolvidos.[56]

Por vezes, a tuberculose craniana e espinal concomitantes ocorrem no mesmo doente. Assim, qualquer caso de tuberculose intracraniana deve ser escutado com entusiasmo e examinado de forma eficiente para procurar qualquer indício de envolvimento concomitante da coluna vertebral ou de qualquer outro órgão.[57]

REFERÊNCIAS

1. Kaufmann, S H.E., & Briton, W. J. (Eds) (2008). Handbook of tuberculosis: Immunology and cell biology. Weinheim: Wiley-VCH.

2. Holloway K.L.,.Henneberg R, Mde B. Lopes, K Staub,K Link, F. Ruhli , M. Henneberg. Tendências seculares da tuberculose durante a segunda transição epidemiológica: uma perspetiva suíça. Advances in Anthropolgy, 2013. Vol.3, No.2, 7890.

3. Normas de diagnóstico e classificação da tuberculose em adultos e crianças. Am J Respir Crit Care Med Vol 161.pp 1376-1395, 2000. www.atsjournals.org

4. Organização Mundial de Saúde.1996 Grupo de Risco: Relatório da OMS sobre a Epidemia de Tuberculose. Organização Mundial de Saúde, Genebra, Suíça.

5. Organização Mundial de Saúde. Controlo Global da Tuberculose: epidemiologia, estratégia, financiamento: Relatório da OMS 2009. Genebra: OMS, 2009

6. Bathla G, Khandelwal G, Maller V, Gupta A. Manifestações de tuberculose cerebral. Singapore Med J 2011; 52(2): 124-131

7. Sudre, P., G.T. Dam, e A. Kochi.1992. Tuberculosis: a global overview of the situation today. Boletim da Organização Mundial de Saúde.70:149-159.

8. Cherian A, e Thomas SV Casos de tuberculose do sistema nervoso central. Ciências da Saúde Africanas 2011; 11(1): 116 - 127

9. Bernaerts A, Vanhoenacker FM, Parizel PM, et al. Tuberculose do sistema nervoso central: visão geral dos achados neurorradiológicos. Eur Radiol 2003; 13:1876-90.

10. Kumar R, Jain R, Kaur A, Chhabra DK. Tuberculose do tronco cerebral em crianças. Br J Neurosurg 2000; 14: 345-61.

11. Murthy J. Tuberculose do sistema nervoso central resistente a múltiplos fármacos. Neurol India 2012; 60:143-145.

12. Relatório da OMS: Controlo Global da Tuberculose 23011 .WHO/HTM/TB/2011.16.

13. Relatório da OMS: MDR and XDR-TB to 2015 publicado em 27 de março de 2011, Disponível em: http//www.centerforvvaccinevthiesvandpolicy.wordpress.com/.. ./who-report-mdr

14. Park K, Park's Textbook of Preventive and Social Medicine, 21ST Edition, 2011 , Pg 149 MS Banarsi Das Bhanot Publishers 1167, Prem Nagar Jabalpur Delhi.

15. Green PH. Meningite tuberculosa. *Lancet* 1836; **II:** 232-35.

16. Koch R. Die aetiologie der tuberculosis. *Berlin Klinische Wochenschrift* 1882; 19: 221-30.

17. Rich AR, McCordock HA. A patogénese da meningite tuberculosa. Boletim do Hospital John Hopkins 1933;52:5-37

18. Guy E Thwaites, Tran Tinh Hien. Tuberculous meningitis: many questions, too few answers.Lancet Neurol 2005; 4: 160-70

19. Shah GV. Tuberculose do sistema nervoso central: manifestações imagiológicas. Neuroimaging Clin N Am 2000; 10:355-74.

20. Arbelaez A, Medina E, Restrepo F, Castillo M. Cerebral tuberculosis. Semin Roentgenol 2004; 39:474-81.

21. Hsieh FY, Chia LG, Shen WC. Localização dos enfartes cerebrais na meningite tuberculosa. Neuroradiology 1992; 34:197-9.

22. Dastur DK, Udani PM. A patologia e a patogénese da encefalopatia tuberculosa. Ata Neuropathol 1966; 6:311-26.

23. Murthy J. Tuberculous meningitis: The challenges. Neurol India 2010;58:716-722

24. Thwaites, G. E., Bang N. D., Dung N. H., et al. 2005. The influence of HIV infection on clinical presentation, response to treatment, and outcome in adults with tuberculous meningitis. J. Infect. Dis.192:2134-2141.

25. Sutlas, P. N., A. Unal, H. Forta, S. Senol, e D. Kirbas. 2003. Tuberculous meningitis in adults: review of 61 cases. Infection 31:387-391.

26. Berenguer, J., S. Moreno, F. Laguna, T. Vicente, M. Adrados, A. Ortega, J.Gonzalez-LaHoz, e E. Bouza. 1992. Tuberculous meningitis in patients infected with the human immunodeficiency virus. N. Engl. J. Med. 326:668-672.

27. Dube, M. P., P. D. Holtom, e R. A. Larsen. 1992. Tuberculous meningitis in patients with and without human immunodeficiency virus infection (Meningite tuberculosa em pacientes com e sem infeção pelo vírus da imunodeficiência humana). Am. J. Med. 93:520-524.

28. Farinha, N. J., K. A. Razali, H. Holzel, G. Morgan, e V. M. Novelli. 2000. Tuberculose do sistema nervoso central em crianças: um estudo de 20 anos. J. Infect. 41:61-68.

29. Yaramis, A., F. Gurkan, M. Elevli, M. Soker, K. Haspolat, G. Kirbas, e M. A. Tas. 1998. Tuberculose do sistema nervoso central em crianças: uma revisão de 214 casos. Pediatrics 102:E49.

30. Donald, P. R., H. S. Schaaf, e J. F. Schoeman. 2005. Meningite tuberculosa e tuberculose miliar: o foco de Rich revisitado. J. Infect. 50:193-195.

31. Andronikou, S., N. Wieselthaler, B. Smith, H. Douis, A. G. Fieggen, R. van Toorn e J. Wilmshurst. 2005. Value of early follow-up CT in paediatric tuberculous meningitis. Pediatr. Radiol. 35:1092-1099.

32 . Conselho de Investigação Médica, Comité de Ensaios da Estreptomicina na Tuberculose. 1948. Tratamento da meningite tuberculosa com estreptomicina. Lancet 1948:582596.

33. Girgis, N. I., Y. Sultan, Z. Farid, M. M. Mansour, M. W. Erian, L. S. Hanna e A. J. Mateczun. 1998. Tuberculosis meningitis, Abbassia Fever Hospital-Naval Medical Research Unit No. 3-Cairo, Egito, de 1976 a 1996. Am. J. Trop. Med. Hyg. 58:28-34.

34. Jacobs, R. F., P. Sunakorn, T. Chotpitayasunonah, S. Pope e K. Kelleher. 1992. Quimioterapia intensiva de curta duração para meningite tuberculosa. Pediatr. Infect. Pediatr. J. 11:194-198.

35. Kent, S. J., S. M. Crowe, A. Yung, C. R. Lucas e A. M. Mijch. 1993. Tuberculous meningitis: a 30-year review. Clin. Infect. Dis. 17:987-994.

36. Thwaites, G. E., D. B. Nguyen, H. D. Nguyen, T. Q. Hoang, et al. 2004. Dexamethasone for the treatment of tuberculous meningitis in adolescents and adults

(Dexametasona para o tratamento da meningite tuberculosa em adolescentes e adultos). N. Engl. J. Med. 351:1741-1751.

37 . Katti, M. K. 2004. Patogénese, diagnóstico, tratamento e resultados da tuberculose cerebral. Med. Sci. Monit. 10:RA215-RA229.

38. DeAngelis LM. Tuberculoma intracraniano: relato de caso e revisão da literatura. Neurologia 1981; 31:1133-6.

39. de Castro CC, de Barros NG, Campos ZM, Cerri GG. Tomografia computadorizada de tuberculose craniana. Radiol Clin North Am 1995; 33:753-69.

4 0 . Provenzale JM, Jinkins JR. Achados imagiológicos do cérebro e da coluna vertebral em doentes com SIDA. Radiol Clin North Am 1997; 35:1127-66.

41. Kumar, R., C. K. Pandey, N. Bose e S. Sahay. 2002. Tuberculous brain abscess: clinical presentation, pathophysiology and treatment (in children).

Childs Nerv. Syst. 18:118-123.

42. Whitener, D. R. 1978. Abscesso cerebral tuberculoso. Relato de um caso e revisão da literatura. Arch. Neurol. 35:148-155.

43. P. Kamra, R. Azad, K.N. Prasad, S. Jha, S. Pradhan, R.K. Gupta. Infectious meningitis: prospective evaluation with magnetization transfer MRI. British Journal of Radiology, 77, (2004), 387-94.

44. Jinkins JR. Cerebrite tuberculosa focal. AJNR Am J Neuroradiol 1988; 9:121-4.

45. Udani PM. Encefalopatia tuberculosa com e sem meningite. Apresentado no Primeiro Congresso Regional Asiático de Pediatria, Singapura, 1958.

46. Vidyasagar C, Murthy HKRS.Tratamento da tuberculose da coluna vertebral com complicações neurológicas. Ann J Coll Surg Engl 1994;76:80-4.

47. Khoo LT, Mikawa K, Fessler RG. A surgical revisitation of Pott distemper of the spine. Spine J 2003 Mar-Abr; 3(2):130-145.

48. Gulati Y, Gupta R. Operative treatment of tuberculosis of dorsal and lumbar spine (Tratamento operatório da tuberculose da coluna dorsal e lombar). Apollo Medicine,

Vol. 2, No. 2, junho de 2005.

49. Thwaites G, Fisher M, Hemingway C, Scott G, Solomon T, Innes J. Diretrizes da Sociedade Britânica de Infeção para o diagnóstico e tratamento da tuberculose do sistema nervoso central em adultos e crianças. Jornal da Infeção (2009) 59, 167187

50. du Plessis J , Andronikou S, Theron S, Wieselthaler N, Hayes M, Unusual forms of spinal tuberculosis. Child Nerv Syst 2008; 24(4):453-7.

51. Hristea A, Constantinescu RV, Exergian F, Arama V, Besleaga M, Tanasescu R. Paraplegia devido a tuberculose espinal não óssea; relato de três casos e revisão da literatura. Em J infect Dis; 2008.

52. Dastur HM, Diagnóstico e tratamento neurocirúrgico da doença tuberculosa do SNC. Neurosurg Rev 1983; 6(3): 111-7.

53. Moghtaderi A, Alavi Naini R, Tuberculous radiculomyelitis : revisão e apresentação de cinco pacientes. Int J Tuberc Lung Dis 2003; 7 (12): 1186-90.

54. Chotmongkol V, kitkuandee A, Limpawanattana P. Radiculomielite tuberculosa (arcondilite) associada a meningite tuberculosa. Southeast asian J Trop Med Public health 2005; 36(3): 722-4.

55. Katchanov J, Bohner G, Schultze J, klingebiel R, Endres M. Tuberculous meningitis presenting as mesencephalic infarction and syringomyelia. J Neurol sci 2007; 260(1-2): 286-7.

56. Tandon PN. Tuberculose espinhal. In: Ramamurthi B, Tandon PN (Eds). Textbook of Neurosurgery. Nova Deli: National Book Trust; 1980. pp. 718-76.

57. Rarg R K. Tuberculose do sistema nervoso central. Postgrad Med J. 1999; 75: 133-140

58. Tuberculose espinal num caso de meningite tuberculosa com hidrocefalia. Shriram Gautam, Vinod K.S. Gautam. Revista Internacional de Medicina. 4 (2), 2016, 46-48

CAPÍTULO 3

INVESTIGAÇÕES SOBRE A TUBERCULOSE DO CÉREBRO E DA COLUNA VERTEBRAL

1. INTRODUÇÃO

O Mycobacterium tuberculosis é um bacilo ácido-rápido (AFB) e um aeróbio obrigatório. São utilizados vários exames para diagnosticar a TB do SNC. Mas o diagnóstico da TB do SNC é frequentemente atrasado devido às apresentações clínicas subtis e não específicas dos doentes. É relativamente difícil aceder aos locais patológicos profundamente localizados em áreas eloquentes do SNC. A dificuldade em recolher tecido infetado e material de biópsia torna difícil encontrar AFB ou alterações tuberculosas para estabelecer conclusivamente a etiologia em cada doente com TB do SNC. Por conseguinte, o diagnóstico da TB do SNC é frequentemente muito difícil. O diagnóstico precoce e exato é fundamental para o êxito do tratamento da TB do SNC. A combinação da apresentação clínica, do exame minucioso, dos achados radiológicos e da utilização de testes bioquímicos e microbiológicos pode ajudar no tratamento dos doentes com TB no SNC.

2. RELEVÂNCIA DA AMOSTRA PATOLÓGICA EM NEUROTUBERCULOSE

Todos os doentes suspeitos de terem TB no SNC devem ser investigados sistematicamente através de vários testes de diagnóstico. O sangue, a expetoração, os gânglios linfáticos, o LCR ou o tecido de granulação devem ser submetidos a várias investigações bioquímicas e moleculares para descobrir os indícios de infeção tuberculosa em cada doente.[1,2]

Assim, deve tentar-se sempre obter uma amostra patológica no início do TCA. Uma vez obtida a amostra nos casos de TB do SNC, existe uma forte possibilidade de que seja a primeira e a última amostra nesse doente em particular, devido à relativa inacessibilidade das lesões localizadas profundamente e das lesões na área eloquente do cérebro e da medula espinal. Assim, as tecnologias avançadas, como a biópsia guiada por ultra-sons ou TC ou a biópsia estereotáxica, devem ser obtidas nos casos de

TB do SNC. Uma vez obtida a amostra, devem ser efectuados todos os testes de tuberculose possíveis, como citologia e bioquímica, coloração AFB, PCR, cultura e sensibilidade, testes moleculares e testes de sensibilidade aos fármacos, consoante os recursos disponíveis.[2]

Se não for prudente obter o tecido, por exemplo, um pequeno tuberculoma intracraniano no tronco cerebral ou na medula espinal, ou se a amostra não puder ser obtida ou o exame da amostra patológica não for conclusivo, devem ser analisadas outras investigações que possam apoiar o diagnóstico.

3. UTILIZAÇÃO DE TESTES HEMATOLÓGICOS DE ROTINA

O estudo do perfil sanguíneo inclui hemograma completo, velocidade de sedimentação dos eritrócitos (VHS), provas de função hepática e outros estudos, dependendo da apresentação clínica do doente e dos resultados de outras investigações.

Os exames hematológicos podem ser vistos como uma rotina, mas por vezes os resultados destes exames são muito valiosos para orientar o tratamento e o acompanhamento.

A anemia pode ser pré-existente ou desenvolver-se durante o tratamento. Assim, o hemograma, incluindo MCH, MCHC, PCV (hematócrito), MCV e esfregaço de sangue periférico (PBS), pode indicar o tipo de anemia. A hepatotoxicidade é um efeito secundário muito comum da terapêutica antituberculosa, pelo que deve ser efectuado um teste de função hepática (LFT) de base aquando do início do tratamento. A hiperbilirrubinemia ou qualquer alteração significativa das enzimas hepáticas, como a SGOPT, a SGPT e a fosfatase alcalina, justifica a alteração do regime de ATT. A VHS é um marcador fiável para o acompanhamento do doente. [2]

4. É NECESSÁRIO ENCONTRAR QUALQUER INDÍCIO DE TUBERCULOSE NO CORPO

Devem ser efectuados dois esfregaços de expetoração para pesquisa de bacilos álcool-ácido rápidos (BAAR) em cada doente. Deve tentar-se obter resultados do exame da expetoração mesmo em doentes com envolvimento tuberculoso extrapulmonar.

A prova cutânea da tuberculina, o exame da expetoração para microscopia de AFB e cultura de AFB, a radiografia do tórax, o hemograma, a VHS, etc. podem ser utilizados para apoiar o diagnóstico de TB. O doente deve ser examinado para verificar a existência de qualquer linfadenopatia. Os gânglios linfáticos macios a firmes, múltiplos, emaranhados e aumentados de tamanho podem mostrar indícios de infeção por TB. Deve ser efectuada uma PAAF do gânglio linfático e o material pode também ser enviado para PCR. Se for inconclusivo, deve ser efectuada uma biopsia excisional e um exame histopatológico de um gânglio linfático facilmente acessível, como o gânglio linfático cervical.

Do mesmo modo, um doente com tuberculose do SNC pode apresentar concomitantemente linfadenopatia aórtica ou ascite ou granulomatosa pré-vertebral ou uma coleção de pus no abdómen. A TC do tórax ou do abdómen pode ser necessária se a radiografia do tórax ou a USG do abdómen for sugestiva de infeção tuberculosa e se for necessário excluir outras doenças, como o cancro.

O exame do líquido cefalorraquidiano (LCR), que inclui toda a bateria de bioquímica (proteínas, açúcares), citologia, coloração de Gram, esfregaço de AFB, coloração de tinta da Índia, PCR e cultura, deve ser efectuado em todos os doentes.

A biopsia do tecido granulomatoso deve ser efectuada sempre que os granulomas sejam acessíveis cirurgicamente.

Devem ser efectuados exames radiológicos como radiografia do tórax, TAC/ressonância magnética ou ambos em todos os doentes.[2]

5. UTILIZAÇÃO DE TESTES BIOQUÍMICOS E MICROBIOLÓGICOS RECENTES

5.1 ESTUDO DO LÍQUIDO CEFALORRAQUIDIANO

Se um doente apresentar caraterísticas de meningite tuberculosa e a tomografia computorizada do cérebro mostrar hidrocefalia, deve ser efectuada uma punção ventricular ou uma punção lombar para colher LCR para citologia e bioquímica.

A razão para efetuar a punção ventricular é evitar a herniação tentorial ou amigdaliana em doentes com TBM com tuberculoma grande ou abcesso tuberculoso com edema e ICT elevado. A punção ventricular é relativamente fácil em bebés e crianças com menos de 18 meses de idade em que a fontenela anterior permanece aberta. No entanto, nos adultos, a punção ventricular requer a perfuração do osso com uma broca helicoidal, o que constitui um procedimento que salva vidas em casos de hidrocefalia aguda e pode ser efectuado sob anestesia local. Normalmente, é efectuado um pequeno orifício com broca helicoidal no osso frontal, 3 cm lateralmente à linha média e imediatamente anterior à sutura coronal do lado direito, seguido da introdução da agulha de punção ventricular no corno frontal do ventrículo lateral. Este procedimento pode ser efectuado ao lado da cama com medidas asépticas. Todos os centros que tratam doentes com TBM devem ter a possibilidade de efetuar a punção ventricular.[2]

A drenagem ventricular também ajuda no planeamento cirúrgico do tratamento de doentes com hidrocefalia. Se o LCR estiver turvo e a bioquímica e a microscopia do LCR sugerirem meningite piogénica, deve ser efectuada a drenagem ventricular externa. Se a pressão do LCR estiver moderadamente elevada e o exame do LCR for sugestivo de TBM, deve ser efectuada uma derivação ventrículo-peritoneal de pressão média e deve ser iniciada a ATT. Além disso, o LCR ventricular também deve ser recolhido aquando da inserção da extremidade ventricular durante a cirurgia de derivação VP.

Uma vez colhido o LCR, devem ser efectuadas todas as investigações bioquímicas e microbiológicas possíveis, dependendo dos recursos disponíveis. O LCR é colhido em recipientes esterilizados e em condições assépticas. A coloração com tinta da Índia, a coloração de Gram, a cultura para bactérias aeróbias e anaeróbias e a cultura para Mycobacterium devem necessariamente ser efectuadas em todas as amostras de LCR de doentes com suspeita de TBM.

O LCR de doentes com tuberculose do SNC apresenta um aumento do número de células no LCR (normalmente o número de células no LCR é inferior a 5 em indivíduos normais), as células são normalmente linfócitos, uma pleocitose linfocítica moderada com níveis elevados de proteínas no LCR e glicose baixa.[5-7]

A identificação de AFB no LCR através dos métodos de esfregaço e de cultura continua a ser o meio mais importante, mais seguro e mais fiável para diagnosticar a tuberculose do SNC. O crescimento de micobactérias em cultura permite efetuar testes de sensibilidade aos fármacos, que orientam a seleção de fármacos adequados. Assim, tradicionalmente, a cultura e a sensibilidade ao AFB são consideradas a investigação padrão de ouro para o diagnóstico da tuberculose do SNC.

Apesar da sua importância entre os métodos de diagnóstico utilizados para a tuberculose do SNC, a coloração tradicional e a cultura permanecem relativamente insensíveis, muito provavelmente devido à típica escassez de AFB num caso clínico de tuberculose do SNC.[3] Os resultados das técnicas microbiológicas clássicas tradicionalmente utilizadas no diagnóstico da TBM são muitas vezes tardios e pouco eficazes. São necessários métodos de diagnóstico rápidos e exactos para facilitar o tratamento precoce. O método de coloração Z-N do exame bacteriológico do LCR é apenas cerca de 25% sensível e a cultura, embora 100% específica, é apenas 1883% sensível. Além disso, o LCR deve ser examinado antes ou imediatamente após o início da ATT.

Assim, a atenção centrou-se no desenvolvimento de métodos alternativos, rápidos e exactos para a deteção de *M. tuberculosis* no LCR.[6]

Várias séries de casos também estabeleceram sensibilidades de cultura do LCR de 25 a 70%.[8,9] As amostras de LCR cisternal e ventricular parecem ter uma sensibilidade cultural mais elevada do que as amostras de LCR convencionais (punção lombar).[5] Um estudo recente estabeleceu que tanto o volume do LCR como a duração da avaliação microscópica estão independentemente associados à confirmação bacteriológica da tuberculose do SNC, sugerindo que um mínimo de 6 ml de líquido do LCR deve ser examinado microscopicamente durante um período de 30 minutos.[10] O LCR é colhido por punção lombar num recipiente esterilizado em condições assépticas. O volume do LCR desempenha um papel fundamental no diagnóstico da tuberculose do SNC e devem ser colhidos 5 a 10 ml de LCR, uma vez que a sensibilidade do diagnóstico aumenta com o aumento do volume do LCR a ser processado.

O LCR na TBM tem, na maior parte dos casos, um aspeto límpido, mas desenvolve frequentemente uma rede de fibrina quando se deixa repousar. Verifica-se uma pleocitose (10-500 células/ul) com predominância linfocítica (>50%), uma concentração elevada de proteínas (>100 mg/dl) e uma relação entre o LCR e a glucose plasmática inferior a 50% ou uma concentração absoluta de glucose no LCR inferior a 40 mg/dl. Observa-se uma apresentação atípica na fase inicial da doença ou em locais com elevada prevalência de VIH, com predominância de células polimorfonucleares e glicose > 40 mg/dl.[4]

5.2 Microscopia da amostra de LCR ou Pus ou tecido de granulação ou outro material de biopsia:

A deteção de bacilos álcool-ácido rápidos em amostras de LCR utilizando o método de coloração de Ziehl Neelson continua a ser a técnica mais amplamente aceite para o diagnóstico da TB, especialmente em locais com recursos limitados. É uma técnica rápida e fácil de executar, mas requer aproximadamente 10.000 organismos/mL de amostra para ser visualizada no esfregaço, o que é bastante improvável na doença paucibacilar, comprometendo assim a sensibilidade deste teste. A sensibilidade da microscopia de esfregaço varia geralmente entre 0-40%, com muito poucos estudos a registarem uma sensibilidade muito elevada de até 87%. Esta elevada sensibilidade tem sido largamente irreproduzível na maioria dos laboratórios de diagnóstico de rotina e, na nossa experiência, a sensibilidade da microscopia de esfregaço na coloração de ZN tem sido da ordem dos 5-6% apenas.

Além disso, a microscopia de esfregaço não consegue diferenciar o M. tuberculosis das bactérias não tuberculosas (NTM).[2,5]

A sensibilidade da microscopia é influenciada por um grande número de factores, como a definição de caso clínico utilizada para o diagnóstico, o volume de LCR processado e a competência do técnico que examina a lâmina. A sensibilidade da microscopia de esfregaço na TBM pode ser aumentada através do exame do depósito fiado de amostras de LCR de grande volume (>6 ml), de várias amostras de LCR colhidas ao longo de alguns dias e de um exame prolongado da lâmina (30 minutos), mas estes factores raramente são alcançados na prática clínica. Também se demonstrou recentemente que o pré-tratamento do LCR com Triton ou citospina antes da coloração com ZN aumenta a sensibilidade da microscopia de esfregaço.

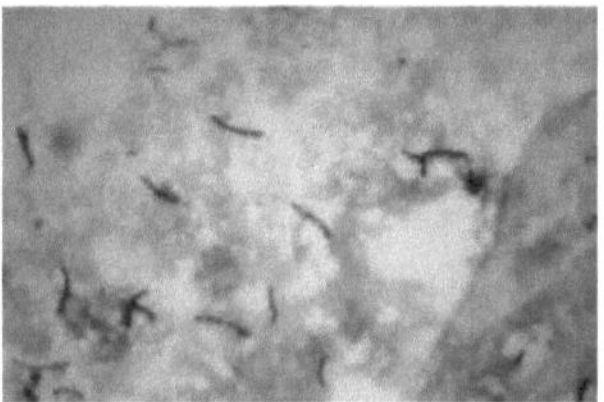

Fotomicrografia mostrando a bactéria *Mycobacterium tuberculosis* utilizando a coloração ácido-resistente de Ziehl-Neelsen (fonte: phil.cdc.gov, Wikimedia commons)

Os avanços sob a forma de microscopia fluorescente e de microscopia fluorescente com díodos emissores de luz (LED) aumentaram a sensibilidade da microscopia de esfregaço, mas os equipamentos necessários para o efeito não estão facilmente disponíveis nos laboratórios de rotina.[2]

5.3 Cultura de amostra de LCR ou pus ou tecido de granulação ou outro material de biopsia:

A cultura de *M. tuberculosis* do LCR continua a ser considerada o padrão de ouro para o diagnóstico da TBM e é importante para o teste fenotípico de suscetibilidade aos medicamentos (TSA) e para a confirmação dos resultados de suscetibilidade aos medicamentos obtidos por outras técnicas moleculares rápidas.

A cultura da amostra patológica, como o pus ou o tecido de granulação obtido após uma intervenção cirúrgica, deve ser sempre enviada para cultura.

O M. tuberculosis pode ser cultivado em meios sólidos à base de ovos ou em meios líquidos, mas são necessários cerca de 100 bacilos/ml e uma incubação prolongada que varia entre 6-8 semanas para que a cultura seja positiva. A sensibilidade da cultura varia entre e 2070%, dependendo da definição de caso utilizada, do tipo de meio de cultura utilizado (sólido/em caldo/automatizado) e do volume de LCR inoculado na cultura.

Os métodos baseados em caldo (meios de cultura líquidos) demonstraram uma maior sensibilidade na deteção do M. tuberculosis, mas devem ser utilizados meios líquidos e sólidos para uma deteção óptima dos bacilos da tuberculose, uma vez que, por vezes, o *M. tuberculosis* não cresce num dos meios.

O aparecimento de técnicas de cultura automatizadas, como o BACTEC MGIT 960 e o BACT Alert 3D, aumentou a sensibilidade da deteção do M. tuberculosis e diminuiu o tempo de resposta para 3-6 semanas, mas as culturas têm de ser incubadas até 8 semanas antes de serem consideradas negativas.

O BACTEC é um método de cultura rápido mas dispendioso. O sistema de cultura radiométrica BACTEC, que pode detetar micobactérias logo após 7-14 dias, com base na libertação de CO2 radiomarcado do crescimento de micobactérias, é um meio líquido seletivo que utiliza substrato marcado com C14, com uma sensibilidade de quase 95%. O sistema BACTEC é um bom sistema para o diagnóstico de tuberculose extrapulmonar e de baciloscopia negativa.

Após o isolamento, a confirmação do isolado como *M. tuberculosis* e o teste de suscetibilidade aos medicamentos demoram mais 2-3 semanas através do método de cultura fenotípica.

5.4 Ensaio de observação microscópica da suscetibilidade aos medicamentos (MODS): Este ensaio é uma alternativa simples e económica para a deteção do *M. tuberculosis* e da DST em meios de cultura líquidos, utilizando um microscópio invertido. Neste ensaio, as amostras são inoculadas em caldo, com e sem antibióticos, e são examinadas frequentemente após 5-7 dias de incubação para detetar a presença de cordões em tubos de controlo. Verificou-se que este ensaio é mais sensível do que a microscopia de esfregaço e compara-se favoravelmente com os métodos de cultura convencionais para o diagnóstico da TBM com um tempo de deteção significativamente mais curto (mediana de 6 dias). O desempenho deste ensaio para DST não foi avaliado no LCR.

6. OUTROS NOVOS TESTES E ENSAIOS MICROBIOLÓGICOS E BIOQUÍMICOS PARA O DIAGNÓSTICO RÁPIDO

Os resultados das técnicas microbiológicas clássicas tradicionalmente utilizadas no diagnóstico da tuberculose do SNC são frequentemente tardios e insuficientes. São necessários métodos de diagnóstico rápidos e exactos para facilitar o tratamento precoce. O método de coloração Z-N do exame bacteriológico do LCR é apenas cerca de 25% sensível e a cultura, embora 100% específica, é apenas 18-83% sensível. Além disso, o LCR deve ser examinado antes ou imediatamente após o início da ATT. Assim, a atenção centrou-se no desenvolvimento de métodos alternativos, rápidos e exactos para a deteção do M. tuberculosis.

Foram avaliados ensaios diretos e indirectos.[8-16]

7. ASSÉDIO DIRECTO

Recentemente, a deteção do ADN *do M. tuberculosis* no líquido cefalorraquidiano (LCR) através da utilização de vários métodos de base molecular, incluindo o ensaio de amplificação de ácidos nucleicos (NAA)

A técnica de PCR, particularmente o ensaio de reação em cadeia da polimerase (PCR), surgiu como um novo método promissor para o diagnóstico da tuberculose do SNC devido à sua rapidez, sensibilidade e especificidade.

O teste PCR consiste na amplificação enzimática do ácido nucleico alvo através da reação em cadeia da polimerase e na utilização de sondas de ácido nucleico para deteção e identificação específicas. O teste pode detetar sinais positivos de 1-10 bacilos na amostra testada, no espaço de um dia. O teste requer um elevado nível de normalização.

Os métodos NAA para o M. tuberculosis são técnicas de diagnóstico para demonstrar a presença de bacilos da tuberculose através da extração e amplificação do ADN ou ARN do M. tuberculosis a partir de amostras clínicas como a expetoração, o LCR, o pus ou o tecido de granulação.

Os ensaios diretos incluem os testes de amplificação de ácidos nucleicos (NAAT).

Os métodos de diagnóstico molecular baseados em técnicas de amplificação de ácidos nucleicos (NAA) que permitem a deteção de nucleótidos específicos do M. tuberculosis estão a emergir como tecnologias promissoras para o diagnóstico rápido da TBM. As PCR de ADN podem detetar o ADN do MTB mesmo após um mês do início da ATT, uma vez que estes ensaios não conseguem diferenciar organismos viáveis de organismos não viáveis, ao passo que a PCR de transcriptase reversa baseada no ARNm pode diferenciar rapidamente o M. tuberculosis viável do não viável devido à curta semi-vida do ARNm bacteriano.

Os NAAT envolvem três etapas principais: extração do ácido nucleico (ADN) da amostra clínica, amplificação do ADN e deteção do produto amplificado. O êxito final destes testes depende de uma extração eficaz do ácido nucleico da amostra clínica e de uma boa tecnologia de amplificação e deteção. Fundamentalmente, a sensibilidade da deteção do M. tuberculosis depende da carga de organismos e, por conseguinte, do ADN-alvo presente na amostra clínica, tendo estes testes um melhor desempenho com uma maior carga de microrganismos. Embora os NAAT ofereçam um diagnóstico mais rápido, levando ao início precoce da terapêutica, a sua otimização em amostras de LCR é extremamente difícil devido ao número muito reduzido de bacilos no LCR e à presença de inibidores de amplificação.

Existem numerosos alvos genéticos detectáveis presentes no genoma do MTB e vários tipos de ensaios de NAA internos e comerciais disponíveis para a deteção de bacilos da TB em doentes com TBM, com os seus próprios méritos e deméritos. O ensaio baseado na PCR em tempo real está associado a menores probabilidades de contaminação e permite a quantificação da carga bacteriana com um tempo de execução mais curto, enquanto a PCR multiplex permite a amplificação de dois ou mais alvos genéticos em simultâneo, aumentando assim a sensibilidade do diagnóstico da TBM. A PCR aninhada é um procedimento de amplificação em duas etapas em que a primeira PCR é seguida de uma amplificação adicional com um segundo conjunto de iniciadores que são complementares a sequências internas à sequência visada pelo primeiro conjunto de iniciadores e oferece uma maior sensibilidade.

7.1 Ensaio interno:

Um grande número de alvos genéticos como o IS6110, MPT 64, proteína de choque térmico de 65 kda, proteína b, 16s rRNA, TRC 4, dev R presentes no genoma do M. tuberculosis foram avaliados por vários trabalhadores em reacções uniplex ou multiplex para o diagnóstico da TBM. Estes testes têm uma especificidade mais elevada, mas uma sensibilidade altamente variável, que varia entre 40 e 94%, pelo que é difícil excluir a TBM em casos negativos de PCR. De todos os alvos genéticos, o IS 6110 foi extensivamente avaliado e considerado mais sensível do que outros alvos genéticos, provavelmente devido à presença de múltiplas cópias do IS 6110 no genoma do M. tuberculosis. No entanto, os testes in house são difíceis de normalizar, requerem infra-estruturas laboratoriais muito boas, pessoal técnico treinado e um controlo de qualidade rigoroso para evitar a contaminação cruzada, detetar a inibição e monitorizar o desempenho do ensaio.

7.2 Ensaios comerciais:

A Food and Drug Administration (FDA) dos EUA aprovou um grande número de ensaios comerciais baseados em diferentes alvos genéticos e princípios de PCR para o diagnóstico da infeção por *M. tuberculosis* na TB pulmonar, mas nenhum destes ensaios foi aprovado para o diagnóstico da TBM. Estes ensaios oferecem sensibilidades muito variáveis para o diagnóstico da TBM e requerem plataformas indígenas dispendiosas, o que os torna incomportáveis para o diagnóstico de rotina da TBM nos países em desenvolvimento. Alguns dos ensaios disponíveis no mercado são:

Teste Amplicor M. tuberculosis (Roche Molecular Systems Branchburg, NJ):

Este ensaio é efectuado no COBAS TaqMan 48 Analyzer^{R} e baseia-se na PCR em tempo real do gene que codifica o ARN 16S r. Este ensaio demonstrou uma sensibilidade que varia entre 56 e 67% no diagnóstico da TBM e não oferece qualquer vantagem em relação às ferramentas de diagnóstico convencionais, para além de poupar tempo no diagnóstico. Na nossa experiência, este ensaio demonstrou uma sensibilidade muito baixa de apenas 30% em casos confirmados por cultura para o diagnóstico de TBM.

Teste direto Gen-probe Amplified M. tuberculosis (AMTD; Gen-Probe, CA):

Este ensaio amplifica o ARNr alvo *do M. tuberculosis* por transcrição a uma temperatura constante e detecta o amplicon por sondagem com ADN complementar marcado por quimioluminescência. Um luminómetro detecta os híbridos ARN-ADN estáveis. Este teste demonstrou uma sensibilidade que varia entre 50 e 77% e uma especificidade de 95-99%.

Xpert MTB/RIF (Cepheid, CA, EUA)

A recente introdução do sistema Gene Xpert (Cepeid) constituiu um avanço na deteção simultânea do M. tuberculosis e da resistência aos medicamentos da Rifampicina. Trata-se de um sistema rápido automatizado que utiliza três iniciadores específicos e cinco sondas moleculares únicas para detetar simultaneamente o MTB e a resistência à rifampicina em cartuchos descartáveis selados de utilização única através de PCR quantitativa aninhada em tempo real. O ensaio demora menos de 2 horas e requer uma formação técnica mínima para funcionar, com um risco mínimo de contaminação.

O limiar Xpert publicado é de aproximadamente 100-130 CFU/ml de amostra. O sistema Xpert foi avaliado num número limitado de estudos para o diagnóstico da TBM e mostrou uma sensibilidade que varia entre 27-86% e uma especificidade de 99-100%, mas está a emergir como uma ferramenta de diagnóstico potencial para o diagnóstico atempado da TBM e da resistência aos medicamentos. Além disso, o desempenho do ensaio Xpert foi também comparado com o ensaio Cobas TaqMan MTB e com o ensaio de PCR em tempo real baseado no IS6110 para a identificação da TB em amostras de EPTB, tendo-se verificado que o ensaio Xpert apresentava uma melhor sensibilidade do que os outros dois ensaios.

Amplificação isotérmica mediada por laço (Eiken Chemical Co., Ltd, Tóquio, Japão):

A tecnologia LAMP é um método de amplificação de ácidos nucleicos simples, rápido, específico e económico que não requer equipamento sofisticado nem pessoal qualificado, constituindo uma opção atractiva e viável em contextos de recursos limitados. O ensaio caracteriza-se pela utilização de 4 iniciadores diferentes especificamente concebidos para reconhecer 6 regiões distintas do gene alvo e o processo de reação decorre a uma temperatura constante utilizando a reação de deslocamento de cadeia. A amplificação e a deteção do gene podem ser completadas num único passo, incubando a mistura de amostras, iniciadores, ADN polimerase com atividade de deslocamento de cadeia e substratos a uma temperatura constante (cerca de 65°C). Proporciona uma elevada eficiência de amplificação, sendo o ADN amplificado 10 -10^{910} vezes em 15-60 minutos. É formada uma grande quantidade de produto, devido à atividade de deslocamento automático da enzima, que pode ser detectada por uma mudança de cor da mistura de reação à luz ambiente com um corante de ligação ao ADN.

Um pequeno estudo que avaliou a utilização de LAMP no LCR para o diagnóstico de TBM demonstrou um bom desempenho (sensibilidade de 88% e especificidade de 90%) com melhor sensibilidade do que a nested-PCR.

Ensaios de sonda em linha (LPAs):

Os LPA foram aprovados principalmente para a identificação do complexo M. tuberculosis e para a deteção rápida da suscetibilidade aos fármacos em M. tuberculosis isolado de culturas. Posteriormente, um destes ensaios (Genotype MTBDRplus) foi aprovado pela Organização Mundial de Saúde para a deteção direta de *M. tuberculosis* multirresistente a partir de amostras pulmonares positivas/negativas de esfregaços.

Estes ensaios baseiam-se na amplificação de fragmentos específicos do genoma do M. tuberculosis (regiões que codificam a resistência aos medicamentos), seguida da hibridação dos produtos da PCR com um grande número de sondas de oligonucleótidos imobilizadas em membranas. Qualquer alteração de nucleótido no gene alvo impede a hibridação do alvo e das sondas de tipo selvagem correspondentes e permite a sua hibridação com a sonda de mutação correspondente. Os híbridos formados são posteriormente detectados por calorimetria. A presença de apenas bandas de tipo selvagem indica que a estirpe é sensível e a ausência de qualquer banda de tipo selvagem com o aparecimento de bandas de mutação indica que a estirpe é resistente. Este ensaio também permite identificar as mutações comuns responsáveis pela resistência aos medicamentos e, por conseguinte, a base molecular da resistência.

Estão atualmente disponíveis dois LPAs para a deteção da suscetibilidade aos medicamentos em M. tuberculosis:

INNO-LiPA Rif. TB (Innogenetics, Gent, Bélgica): Este ensaio é capaz de identificar o complexo M. tuberculosis juntamente com a resistência aos fármacos da rifampicina a partir dos isolados de cultura. Este ensaio não foi suficientemente avaliado para a deteção da resistência aos medicamentos em doentes com TBM.

Genotype MTBDRplus (Hain LifescienceGbmH, Nehren Alemanha): O ensaio de sonda em linha GenoType® *MTBDRplus* (HAIN Life Sciences, Alemanha) foi inicialmente aprovado para a deteção de resistência a múltiplos medicamentos em culturas de *M. tuberculosis*. Posteriormente, o teste foi aprovado pela Organização Mundial de Saúde para a deteção direta de *M. tuberculosis* multirresistente a partir de amostras pulmonares positivas/negativas de esfregaços. Este ensaio é capaz de detetar níveis baixos e altos de resistência à INH e à rifampicina.

O ensaio não está validado para a deteção direta de MDR M. tuberculosis a partir de amostras de LCR. No entanto, o teste foi avaliado na China e revelou-se útil no diagnóstico rápido da meningite tuberculosa resistente aos medicamentos. Também avaliámos este ensaio para o diagnóstico da tuberculose MDR a partir de amostras diretas de LCR e concluímos que é uma alternativa rápida, simples e viável para o diagnóstico e a deteção da resistência aos medicamentos em doentes com TBM.

8. **ENSAIOS INDIRECTOS**

8.1 Adenosina desaminase (ADA): A ADA é uma enzima importante no metabolismo das purinas, que desamina irreversivelmente a adenosina, convertendo-a em inosina. Esta enzima encontra-se amplamente distribuída nos tecidos e nos fluidos corporais. A presença de ADA está largamente associada à proliferação e diferenciação linfocítica e é considerada um marcador da imunidade mediada por células[20] . Está elevada numa variedade de infecções e doenças que envolvem o sistema imunitário e é um indicador indireto de tuberculose do SNC. Uma meta-análise de 13 estudos demonstrou que os valores de ADA de 1 a 4 U/L são úteis para excluir a TBM com uma sensibilidade >93% e uma especificidade <80%, os valores entre 4 e 8 U/L são inequívocos e os valores >8 U/L apenas constituem uma prova corroborativa para o diagnóstico de TBM com uma sensibilidade <59% e uma especificidade >96%. Nenhum dos valores de corte pode ser utilizado para discriminar entre TBM e meningite bacteriana.

O nível de ADA no LCR superior a 5-15 iu/L tem um intervalo de sensibilidade de 60 a 100% e um intervalo de especificidade de 84 a 99%.) No entanto, também podem ser observados níveis elevados de ADA no LCR em doentes com malária, linfoma, meningite piogénica e criptocócica e brucelose. Por isso, não é recomendado como teste de diagnóstico de rotina.[11]

8.2 Serologia: Em muitas partes do mundo, incluindo a Índia, são comercializados numerosos testes serológicos comerciais, que são utilizados para o diagnóstico da TB como complemento da microscopia e da cultura. Os testes serológicos comerciais fornecem resultados inconsistentes e imprecisos, resultando em valores altamente variáveis de sensibilidade e especificidade. As revisões sistemáticas dos testes serológicos para o diagnóstico da tuberculose extra-pulmonar demonstraram uma sensibilidade (0-100%) e uma especificidade (59-100%) altamente variáveis para os testes serológicos individuais, com uma qualidade global dos dados muito baixa, e a OMS recomenda vivamente que estes testes não sejam utilizados para o diagnóstico da TB. Não há provas de que os testes serológicos comerciais existentes melhorem os resultados dos doentes, e as elevadas proporções de resultados falsos positivos e falsos negativos têm um impacto negativo na segurança dos doentes.

8.3 Teste cutâneo de tuberculina: O teste tuberculínico tem sido utilizado para o diagnóstico de tuberculose extra-pulmonar; no entanto, ocorrem reacções falso-positivas em resultado de vacinação prévia com Bacille Calmette-Gue'rin (BCG) ou sensibilização a NTM, e resultados falso-negativos em doentes imunocomprometidos, idosos ou formas evidentes de TB.

8.4 Ácido tuberculosteárico

O ácido tuberculosteárico é um ácido gordo componente da parede celular do M. tuberculosis, que foi detectado no LCR de doentes com TBM através de várias formas de cromatografia gasosa. Embora este método apresente uma boa sensibilidade e especificidade em estudos limitados, a necessidade de equipamento dispendioso e de conhecimentos técnicos consideráveis limitou a utilização clínica desta técnica. Os testes diretos potencialmente úteis que foram avaliados incluem a análise de componentes estruturais micobacterianos, como o ácido tuberculosteárico. A sensibilidade deste teste é de cerca de 95% e a especificidade de 98% ou a deteção de antigénios micobacterianos (sensibilidade, 39 a 100%; especificidade, 96 a 99%).

8.5 Níveis de lactato no líquido cefalorraquidiano:

Os níveis de lactato no LCR têm sido utilizados como um marcador de diagnóstico de infecções do sistema nervoso central. O lactato é produzido pelo metabolismo anaeróbico bacteriano, tendo sido registados níveis elevados de LCR em doentes com meningite bacteriana e TBM. A experiência clínica no Vietname sugere que níveis de lactato no LCR de 5-10 mmol/l apoiam o diagnóstico de TBM e que níveis iniciais elevados estão associados à morte. No entanto, este marcador não foi formalmente validado como teste de diagnóstico da TBM.

8.6 Ensaios de citocinas:

A medição da libertação de interferão-gama (IGRA) no sangue total ou nas células mononucleares do sangue periférico em resposta à infeção por M. tuberculosis pode servir como instrumento corroborativo para o diagnóstico da TBM, mas não existem provas que apoiem a utilização destes ensaios para diagnosticar a TBM. O Quantiferon-TB© ou o T-Spot são dois desses ensaios disponíveis, mas não diferenciam entre infeção latente e ativa da TB e não têm utilidade no diagnóstico e tratamento da doença em países altamente endémicos.

A utilização de IGRAs foi avaliada para o diagnóstico da TBM com base na premissa de que as células mononucleares localizadas em locais infectados produzem mais interferão do que as células mononucleares do sangue periférico e existem algumas provas de que a comparação dos níveis de IGRA no LCR com os níveis de IGRA no PBMC ou as combinações de IGRA no LCR com outros testes no LCR, como a ADA, a coloração de Gram e o antigénio criptocócico ou com a PCR para MTB, podem melhorar o diagnóstico da TBM.

O valor de outras leituras de citocinas (como TNF alfa, IL-2 e IL-17, etc.) está atualmente a ser investigado e pode acrescentar valor em comparação com uma leitura isolada de interferão-gama.

9. **Exame histopatológico (biópsia)**

O tecido de granulação acessível cirurgicamente deve ser biopsado, uma vez que constitui uma prova conclusiva da etiologia tuberculosa. Uma biopsia de tecido tem um rendimento diagnóstico muito superior ao do LCR para o diagnóstico de tuberculoma e tuberculose espinal. A biópsia estereotáxica é uma opção melhor para obter amostras patológicas de áreas eloquentes do cérebro que não são acessíveis para cirurgia aberta. No seu estudo, Rajshekhar et al. referiram que a biopsia estereotáxica foi diagnóstica em 94% dos seus casos.[15]

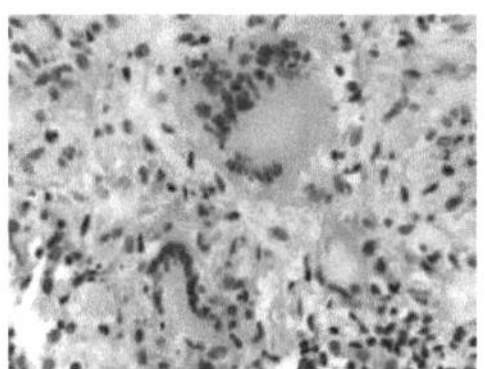

Lâmina histopatológica de granuloma caseoso tuberculoso (Fonte: Wikipedia)

Alguns doentes com tuberculose cerebral e espinal não respondem à TTA e continuam a deteriorar-se. As investigações radiológicas nestes doentes também revelam a persistência ou o aumento do tamanho da lesão. Nestes doentes, deve ser considerada a possibilidade de tuberculose multirresistente (TBMR). A biópsia estereotáxica das lesões cerebrais e a biópsia guiada por TAC do tecido de granulação das lesões paraespinhais são muito úteis para a realização de biópsia e de testes de cultura e sensibilidade antes de iniciar a ATT de segunda linha.

10. **Abordagem pragmática para investigar um doente suspeito de ter TB no SNC**

Devido a várias limitações, o diagnóstico da tuberculose do SNC é frequentemente presuntivo e baseia-se nas caraterísticas clínicas, nos resultados do líquido cefalorraquidiano (LCR), nos resultados imagiológicos e na resposta à terapêutica anti-tuberculosa. Os métodos convencionais, como a microscopia e a cultura, são considerados o padrão de ouro para o diagnóstico da tuberculose. No entanto, não é possível obter um resultado positivo na tuberculose do SNC. O exame de esfregaço de expetoração deve ser efectuado em todos os doentes com suspeita de tuberculose do

SNC. A pesquisa de AFB no LCR e nos tecidos continua a ser o teste de diagnóstico mais preferido para a tuberculose do SNC. No entanto, na prática, as coisas não são assim tão simples, uma vez que, depois de iniciada a medicação anti-tuberculose, a sensibilidade da baciloscopia e da cultura diminui rapidamente. Thwaites e colaboradores sugeriram na sua investigação que a cultura é demasiado lenta para ajudar na decisão do tratamento inicial. Os ensaios diretos, como o ensaio de amplificação de ácidos nucleicos (NAA) e os ensaios indirectos, podem ajudar na tomada de decisão para iniciar a ATT.[12-15]

O tecido de granulação que é cirurgicamente acessível deve ser biopsado e fornecer uma prova conclusiva da etiologia tuberculosa. Uma biopsia de tecido tem um rendimento diagnóstico muito superior ao do LCR para o diagnóstico de tuberculoma e tuberculose espinal. A intervenção cirúrgica numa fase adequada da doença é frequentemente necessária para diagnosticar, tratar e prevenir a morbilidade e a mortalidade nos doentes com tuberculose do SNC. No entanto, apenas alguns doentes com tuberculose do SNC necessitam de cirurgia. De facto, a maioria dos doentes com TB no SNC pode ser diagnosticada através da utilização criteriosa de testes bioquímicos e microbiológicos e pode ser tratada eficazmente com TCA empírica. Por exemplo, um doente com um pequeno tuberculoma intracraniano numa área eloquente do cérebro, ou outro doente com um pequeno tecido de granulação epidural sem qualquer comprometimento neurológico, não deve ser operado apenas por ter uma doença tuberculosa comprovada por cultura. Em vez disso, esses doentes devem ser investigados com todos os testes bioquímicos e microbiológicos disponíveis, consoante a apresentação clínica.

Assim, é necessária uma abordagem pragmática para avaliar todos os doentes com suspeita de tuberculose do SNC. Deve ser efectuada uma PAAF do gânglio linfático aumentado, que também deve ser utilizada para a coloração de AFB, PCR, cultura e teste de sensibilidade aos medicamentos (TSA).

Se o doente se apresentar como um caso de TBM, o LCR deve ser enviado para coloração de AFB, cultura e sensibilidade, PCR e outras investigações possíveis para se obter um resultado positivo de tuberculose ou para se obter uma prova de etiologia tuberculosa. Do mesmo modo, nos casos cirúrgicos em que se encontra tecido de granulação, para além do exame histopatológico, a amostra patológica deve também ser submetida a coloração para AFB, cultura e sensibilidade, testes de sensibilidade a medicamentos (DST), testes de amplificação de ácidos nucleicos (NAAT) e outras investigações possíveis.

REFERÊNCIAS

1. Gautam V.K.S, Khurana S, Singh R. Desafios diagnósticos e terapêuticos no tratamento cirúrgico da tuberculose do SNC. *Int J Med Health Sci.* abril de 2013, Vol-2; Issue-2, pp 161-169.

2. Vinod KS Gautam, Renu Gupta.CNS Tuberculose: desafios de diagnóstico e revisão de investigações laboratoriais recentes. Revista Internacional de Medicina, 5 (1) (2017) 56-61

3. Jeren, T., e I. Beus. 1982. Caraterísticas do fluido cerebrospinal na meningite tuberculosa. Ata Cytol. 26:678-680.

4 .Sutlas, P. N., A. Unal, H. Forta, S. Senol, e D. Kirbas. 2003. Tuberculous meningitis in adults: review of 61 cases. Infection 31:387-391.

5. Verdon, R., S. Chevret, J. P. Laissy, e M. Wolff. 1996. Meningite tuberculosa em adultos: revisão de 48 casos. Clin. Infect. Dis. 22:982-988.

6. Kent, S. J., S. M. Crowe, A. Yung, C. R. Lucas e A. M. Mijch. 1993. Tuberculous meningitis: a 30-year review. Clin. Infect. Dis. 17:987-994.

7. Naughten, E., A. M. Weindling, R. Newton, e B. D. Bower. 1981. Tuberculous meningitis in children. Experiência recente em dois centros ingleses.

Lancet ii:973-975.

8. Thwaites, G. E., T. T. Chau, e J. J. Farrar. 2004. Melhoria do diagnóstico bacteriológico da meningite tuberculosa. J. Clin. Microbiol. 42:378379.

9. Sumi, M. G., A. Mathai, S. Reuben, C. Sarada, V. V. Radhakrishnan, R. Indulakshmi, M. Sathish, R. Ajaykumar e Y. K. Manju. 2002. A comparative evaluation of dot immunobinding assay (Dot-Iba) and polymerase chain reaction (PCR) for the laboratory diagnosis of tuberculous meningitis. Diagn. Microbiol. Infect. Dis. 42:35-38.

10. Girgis, N. I., Y. Sultan, Z. Farid, M. M. Mansour, M. W. Erian, L. S. Hanna e A. J. Mateczun. 1998. Tuberculosis meningitis, Abbassia Fever Hospital-Naval Medical Research Unit No. 3-Cairo, Egito, de 1976 a 1996. Am. J. Trop. Med. Hyg. 58:28-34.

11. Kashyap, R. S., R. P. Kainthla, A. V. Mudaliar, H. J. Purohit, G. M. Taori e H. F. Daginawala. 2006. Atividade da adenosina desaminase no líquido cefalorraquidiano: uma ferramenta complementar no diagnóstico precoce da meningite tuberculosa.

Cerebrospinal Fluid Res. 3:5

12. Thwaites, G. E., M. Caws, T. T. Chau, N. T. Dung, J. I. Campbell, N. H. Phu, T. T. Hien, N. J. White e J. J. Farrar. 2004. Comparação da bacteriologia convencional com a amplificação de ácidos nucleicos (teste direto de micobactérias amplificado) para o diagnóstico de meningite tuberculosa antes e depois do início da quimioterapia antituberculose. J. Clin. Microbiol. 42: 996-1002.

13. Zafar Iqbal Malik, Osama Ishtiaq, Nisar Hussain Shah, Faiz Anwer, Haider Z. Baqai Analysis and outcome of 30 patients with Tuberculous Meningitis. Pakistan J. Med. Res.Vol.41 No.4, 2002

14. Vidyasagar C, Murthy HKRS. Tratamento da tuberculose da coluna vertebral com complicações neurológicas. *Ann J Coll Surg Engl 1994;76:80-4.*

15. Vedantam Rajshekhar - Gestão da hidrocefalia em pacientes com meningite tuberculosa. Neurology India Jul-Aug 2009, Vol 57 Issue 4, 368374.

16. Teruyuki Takahashi, Masato Tamura, e Toshiaki Takasu, "O diagnóstico baseado em PCR da tuberculose do sistema nervoso central: Up to Date", Tuberculosis Research and Treatment, vol. 2012, Artigo ID 831292, 17 páginas, 2012. doi:10.1155/2012/831292

CAPÍTULO 4

NEURO-RADIOLOGIA DA TUBERCULOSE DO CÉREBRO E DA COLUNA VERTEBRAL

O tratamento da tuberculose do cérebro e da coluna vertebral é um desafio devido à falta de testes bioquímicos específicos e à incapacidade de obter a amostra patológica de áreas eloquentes do cérebro e da medula espinal localizadas profundamente sem causar qualquer défice neurológico. Além disso, é desnecessário operar apenas para obter material de biópsia num doente que tenha apresentado uma lesão granulomatosa muito pequena no cérebro, na medula espinal ou no corpo vertebral. Nestas situações, a neuro-radiologia ajuda a gerir os doentes com TB no cérebro e na coluna vertebral e pode ser a única fonte de estabelecimento do diagnóstico e de avaliação da resposta ao tratamento.

Nos últimos anos, o papel da investigação radiológica expandiu-se desde o diagnóstico inicial até às intervenções terapêuticas. No cenário atual, normalmente um médico de tórax está bem familiarizado com a tuberculose pulmonar e, com os resultados da radiografia do tórax e do exame da expetoração, pode tratar um caso de tuberculose pulmonar com confiança. Mas, sempre que há envolvimento do cérebro ou da coluna vertebral, pode haver um atraso no diagnóstico da doença devido a uma apresentação clínica não específica e subtil. Além disso, a tuberculose cerebral e espinal pode ocorrer sem tuberculose pulmonar e pode ser difícil obter o material de biópsia ou demonstrar bacilos álcool-ácido rápidos (BAAR) no LCR ou no pus ou no tecido de granulação e obter um resultado positivo de cultura e sensibilidade. Tradicionalmente, a cultura e o teste de sensibilidade da amostra patológica para a deteção de AFB (bacilos álcool-ácido resistentes), Mycobacterium tuberculosis, têm sido considerados a norma de ouro para o diagnóstico da tuberculose. Por vezes, um radiologista pode ajudar a obter o material de biópsia sob orientação de ultra-sons ou TAC ou um neurocirurgião pode optar por uma biópsia estereotáxica ou um cirurgião pode operar o caso para descomprimir a medula espinal e, ao mesmo tempo, obter tecido de granulação para o AFB, cultura e sensibilidade e exame histopatológico.

Para o tratamento completo de um caso de tuberculose do cérebro ou da coluna vertebral, o médico deve seguir atentamente o doente durante o tratamento. É obrigatório um acompanhamento clínico e neuro-radiológico regular durante todo o curso da terapêutica anti-tuberculosa (TAT) para tomar decisões rápidas de alteração da TAT e reduzir a morbilidade e a mortalidade associadas à TB do cérebro e da coluna vertebral.

Tendo em conta a falta de sensibilidade e especificidade dos testes moleculares e bioquímicos e a impossibilidade de obter uma amostra patológica na maioria dos casos de tuberculose do cérebro e da coluna vertebral, há uma maior dependência das investigações radiológicas. O diagnóstico atempado é a chave para o tratamento da tuberculose. A neuro-radiologia não invasiva e rápida oferece uma grande ajuda no tratamento da tuberculose do cérebro e da coluna vertebral.

Assim, ao contrário dos casos de TB pulmonar, na maioria dos doentes com TB cerebral e espinal, a neuro-radiologia é a única fonte para estabelecer o diagnóstico e avaliar a resposta ao tratamento [Gautam 2016].

DIAGNÓSTICO DIFERENCIAL DA TUBERCULOSE CEREBRAL

Existem muitas doenças do cérebro e da coluna vertebral que podem apresentar-se como um caso de tuberculose óssea e da coluna vertebral. Assim, dependendo da apresentação clínica e dos resultados dos exames radiológicos disponíveis, devem ser excluídas as seguintes doenças.

Diagnóstico diferencial da tuberculose craniana/cerebral
1. Meningite : Meningite bacteriana aguda, meningite meningocócica, meningite por Hemophilus, meningite viral (meningite asséptica), meningite criptocócica, meningite química
2. Meningoencefalite
3. Neurosarcoidose
4. Hemorragia subaracnóidea espontânea (HSA) devido a rutura de aneurisma intracraniano
5. Aneurisma intracraniano trombosado
6. Encefalomielite aguda disseminada (ADEM): Doença da substância branca
7. Encefalopatia
8. Infeção bacteriana, fúngica ou parasitária focal envolvendo o tecido cerebral, como cerebrite, abcesso cerebral, empiema subdural
9. Abcesso epidural intracraniano ou abcesso cerebral intraparenquimatoso
10. Trombose da artéria basilar

11.Neurossífilis

12.Neurocisticercose

13.Lesões neoplásicas como metástases cerebrais, gliomatose cerebri ou meningite carcinomatosa ou linfomatosa, tumor primário do SNC como linfoma do SNC, glioblastoma, ependimoma

Diagnóstico diferencial da tuberculose da coluna vertebral

1. Mieloma múltiplo
2. Plasmocitoma
3. Abcesso epidural da coluna vertebral
4. Metástases vertebrais
5. Siringomelia
6. Tumores intramedulares

EXAME RADIOLÓGICO PORMENORIZADO DE UM DOENTE COM SUSPEITA DE TUBERCULOSE DO CÉREBRO E DA COLUNA VERTEBRAL

Uma vez que as investigações radiológicas são muito dispendiosas e frequentemente necessárias em várias fases do tratamento do doente, desde o início até ao acompanhamento a longo prazo, deve ser adoptada uma abordagem muito criteriosa, pragmática e personalizada para cada doente.

PAPEL DA ROENTGENOGRAFIA (IMAGIOLOGIA DE RAIOS X) NO DIAGNÓSTICO DA TUBERCULOSE DO CÉREBRO E DA COLUNA VERTEBRAL

Com o advento da TAC e da RMN, o diagnóstico precoce da TB do sistema nervoso central (SNC) é frequentemente possível. No entanto, a imagiologia por raios X continua a ser de grande valor no diagnóstico, tratamento e acompanhamento de doentes com TB pulmonar ou extra-pulmonar. Na prática clínica, verifica-se que os médicos ignoram frequentemente a imagiologia de raios X de rotina. Esta não deve ser a norma. A imagiologia por raios X é relativamente barata, está facilmente disponível mesmo em situações de escassez de recursos e é muito valiosa.

A radiografia do tórax - vista póstero-anterior (vista PA) deve ser efectuada em todos os doentes com TB do SNC. Embora a radiografia do tórax possa não ser positiva para a TB pulmonar, nalguns casos pode revelar indícios de etiologia tuberculosa. Vários estudos demonstraram que cerca de 12 a 60 por cento dos doentes com TB do SNC apresentam caraterísticas sugestivas de TB pulmonar concomitante nas suas radiografias de tórax [Davis et al. 1993, Tariq & Sheikh 1994, Alsoub 1998, Girgis et al. 1998, Venugopal et al. 2008, Gautam et al. 2013].

Embora a radiografia do tórax seja obrigatória em todos os doentes com suspeita de TB, a radiografia de outras áreas pode também tornar-se indispensável em certos casos de TB extrapulmonar. A radiografia do crânio pode revelar uma lesão lítica na osteomielite tuberculosa do osso do crânio [Gautam et al. 2013, Gautam & Singh 2014]. Por vezes, é necessária uma tomografia computadorizada do tórax ou do abdómen.

RAIO-X DO CRÂNIO

Se o doente apresentar um abcesso frio do couro cabeludo ou uma lesão ou defeito ósseo no crânio, deve ser aconselhada a realização de uma radiografia do crânio, tanto em vista antero-posterior como lateral (Fig. 1 A e B), que pode revelar uma lesão lítica com margens irregulares, sugestiva de osteomielite tuberculosa. Se houver um abcesso frio associado, pode ser efectuada uma aspiração anti-gravidade do pus e este deve ser enviado para coloração de AFB, coloração de Gram, PCR para TB, cultura de AFB e sensibilidade [Gautam et al. 2013]. A radiografia do crânio não é efectuada, a menos que se suspeite de osteomielite do osso calvário.

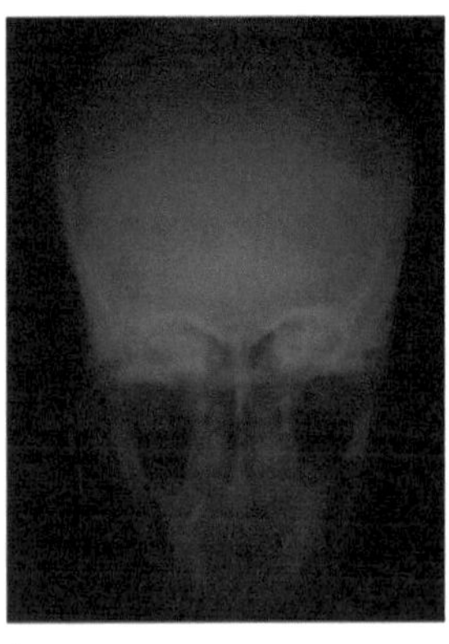

A

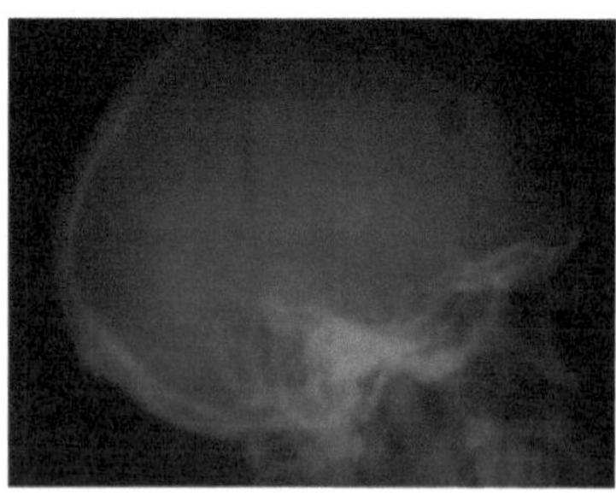

B

Fig. 1: Vista anteroposterior (A) e lateral (B) do crânio mostrando um defeito no crânio

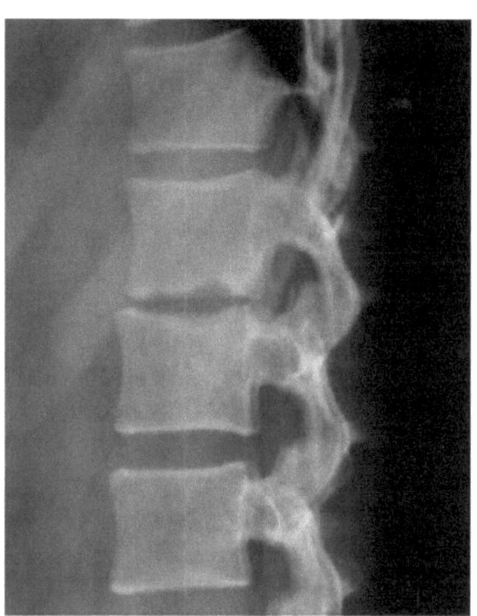

Fig. 2: Vista lateral da coluna toracolombar mostrando a diminuição do espaço intervertebral a um nível entre duas vértebras adjacentes.

RADIOGRAFIA DA COLUNA VERTEBRAL

A radiografia simples não é sensível para a deteção precoce da TB vertebral. O estreitamento do espaço discal pode ser bastante subtil e o envolvimento vertebral não é detectado até que pelo menos 50% do osso trabecular esteja perdido. A radiografia simples da espondilodiscite tuberculosa pode demonstrar erosão ou destruição do pedículo, perda de altura vertebral ou colapso do corpo vertebral, estreitamento do espaço discal (Fig. 2), erosões, indistinção das placas terminais, massas paravertebrais e calcificações dos tecidos moles, cifose ou escoliose da coluna vertebral [Moore & Rafii 2001, De Backer et al. 2005, Gautam & Singh 2014].

Mesmo com o advento da RM, a radiografia da coluna vertebral (AP & Lateral) continua a ser relevante e deve ser efectuada em todos os doentes com suspeita de coluna tuberculosa.

Algumas radiografias específicas podem ser efectuadas se e quando necessário. Por exemplo, na tuberculose da junção crânio-vertebral (CV), devem ser obtidas radiografias simples para todos os doentes, incluindo radiografias da junção CV - vista lateral (neutra, flexão, extensão) e vista de boca aberta. As radiografias simples podem revelar um aumento do espaço retrofaríngeo em C1 e C2, luxação atlanto-axial (DAA) e outras anomalias ósseas. As vistas de flexão, extensão e neutra da coluna vertebral são úteis para diagnosticar a mobilidade da coluna vertebral afetada, a instabilidade da coluna vertebral e a necessidade de fixação da coluna vertebral.

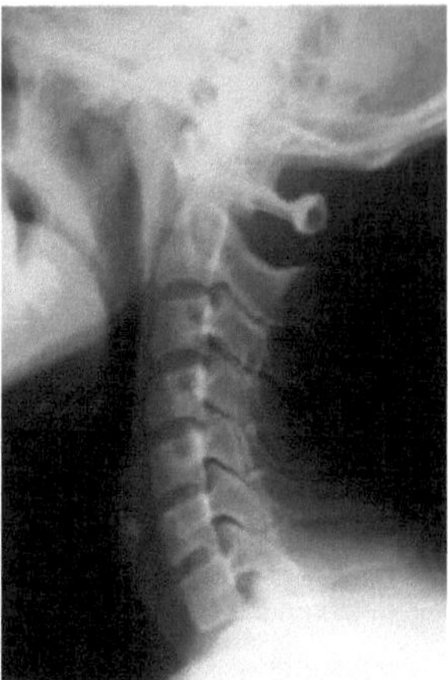

Fig. 3. Radiografia da coluna cervical - vista lateral de um doente que apresentava tuberculose da junção CV

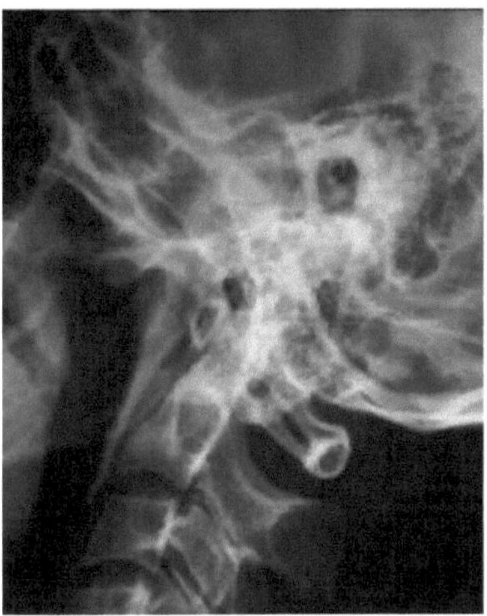

Fig. 4. Radiografia da junção crânio-vertebral - vista lateral de um doente que apresentava tuberculose da junção CV

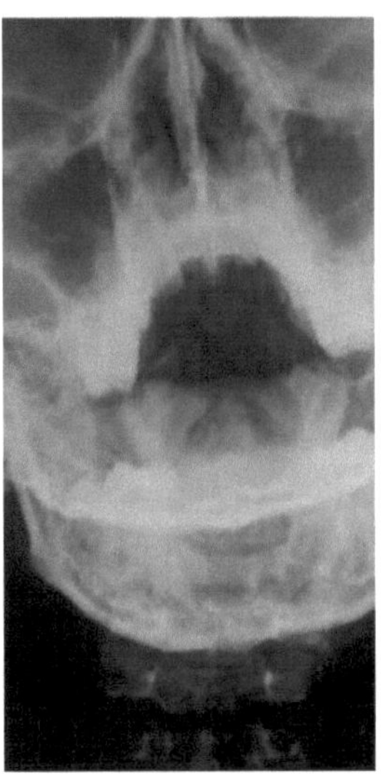

Fig.5. Radiografia da junção crânio-vertebral - vista de boca aberta de um doente que apresentava tuberculose da junção CV

FERRAMENTAS DE DIAGNÓSTICO MAIS RECENTES

Desde a invenção do Roentegograma, ocorreram muitos avanços no domínio da neurorradiologia. Mielograma, angiografia, cintilografia óssea, tomografia computorizada, ressonância magnética, tomografia por emissão de positrões (PET), ressonância magnética PET, SPECT e muito mais. No entanto, todas estas modalidades de investigação podem não ser relevantes em todos os casos. A decisão judiciosa de utilizar uma determinada investigação deve basear-se na apresentação clínica de cada doente. Por vezes, o tuberculoma do SNC pode simular uma metástase cerebral. Do mesmo modo, a linfadenopatia cervical pode ser devida a cancro. Nesses casos, a PET CT pode ser útil [Gautam et al. 2014].

A cintilografia óssea não deve ser aconselhada como investigação de rotina para o diagnóstico de TB do SNC [Gautam et al. 2014].

A tomografia computorizada (TC) e a ressonância magnética (RM) melhoraram consideravelmente a precisão do diagnóstico da tuberculose do sistema nervoso central (cérebro e medula espinal).

A tomografia computorizada sem contraste (TCNC) do cérebro pode ser normal na fase inicial da TBM. As caraterísticas neurorradiológicas da meningite tuberculosa (TBM) comummente identificadas na TC do cérebro com contraste incluem realce meníngeo anormal, realce leptomeníngeo na fissura silviana, tentório, obliteração das cisternas basais, realce meníngeo basal (exsudados basais), granulomas nas meninges basais e ependimite, hidrocefalia, calcificações, granulomas com realce anelar, abcessos e enfartes no parênquima cerebral supratentorial, cerebelo e tronco cerebral (Fig.3 & 4) [Gupta et al. 1994, Gupta et al. 1999, Gupta 2002, Trivedi et al. 2009].

A RM com contraste é geralmente considerada superior à TC na deteção e avaliação da tuberculose do SNC [Offenbacher et al. 1991, Kioumehr 1994, Jinkins 1995, Bernaerts et al. 2003]. A RM com contraste detecta a extensão da paquimeningite, da doença leptomeníngea e das anomalias do parênquima.

Numa tentativa de estabelecer critérios de TC para o diagnóstico de tuberculose do SNC, Kumar et al. identificaram o realce meníngeo basal, a ventriculomegalia, o tuberculoma e os enfartes como caraterísticas para distinguir a tuberculose do SNC da meningite piogénica e propuseram que o realce meníngeo basal, o tuberculoma ou ambos eram 89% sensíveis e 100% específicos para TBM [Kumar et al. 1996].

A

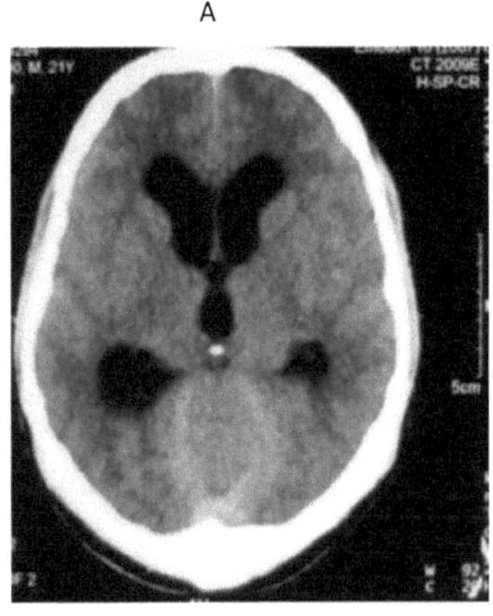

B

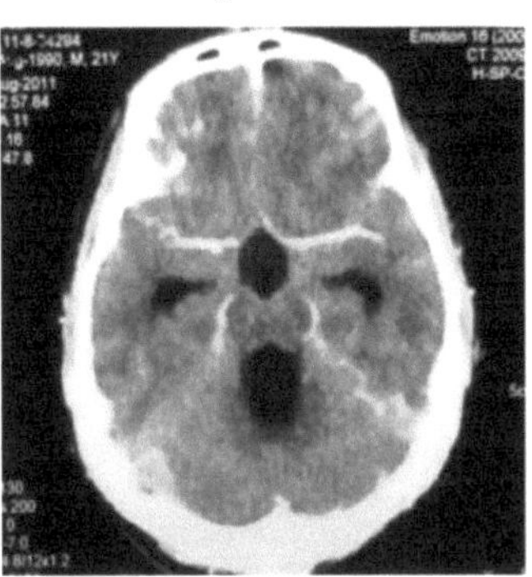

Fig. 6: Tomografia computorizada do cérebro em vista axial: A. sem contraste e B. com contraste, mostrando realce meníngeo e ventriculomegalia.

As alterações iniciais da ventriculomegalia são sugeridas pelo embotamento dos cornos frontais do ventrículo lateral. Os cornos temorais tornam-se visíveis e o seu tamanho ultrapassa os 2 a 3 mm. O terceiro ventrículo deixa de ser fendido e torna-se globular. Os sulcos tornam-se apagados na hidrocefalia obstrutiva (Fig.3). A hipodensidade no tronco cerebral na TCNC pode dever-se a um enfarte ou edema no tronco cerebral (Fig. 4, 6) [Greenberg 2010].

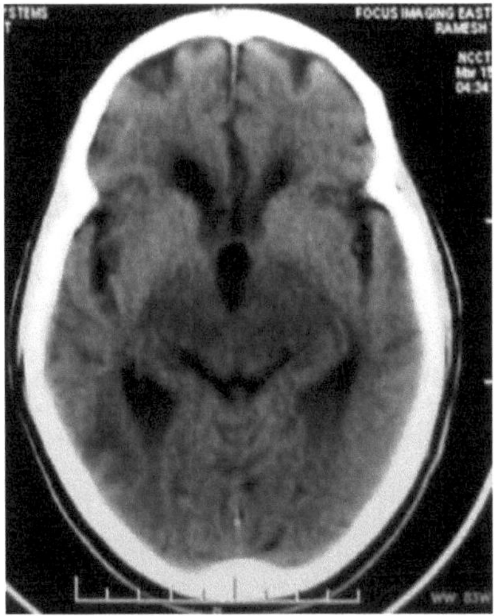

Fig. 7: TCNC da cabeça mostrando hipodensidade no tronco cerebral.

Przybojewski et al. avaliaram nove destes critérios distintos de TC para o realce da meninge basal e sugeriram que a presença de quatro critérios era altamente específica e que ter mais de um critério era 91% sensível para TBM [Andronikou & Wieselthaler 2004, Przybojewski et al. 2006].

A imagiologia por transferência de magnetização (MT) é considerada superior às sequências convencionais de spin eco (SE) para a imagiologia de meninges anormais, que aparecem hiperintensas em imagens MT T1W pré-contraste e apresentam um realce adicional em imagens T1W pós-contraste. Além disso, a quantificação do rácio MT ajuda a prever a etiologia da meningite [Gupta et al. 1994, Gupta et al. 1999, Gupta 2002, Kamra et al. 2004, Trivedi et al. 2009]. A visibilidade das meninges inflamadas em imagens de MT T1W pré-contraste com baixa MTR é específica da TBM, ajudando a diferenciá-la de outras infecções meníngeas crónicas não tuberculosas [Kamra et al. 2004].

A espetroscopia por RM da lesão tuberculosa mostra um pico lipídico nos casos de lesão granulomatosa tuberculosa (Fig.5). A combinação de MRS com MT MRI pode ser útil para o diagnóstico de TBM [Trivedi et al.2009].

ACHADOS NEURORRADIOLÓGICOS NA TUBERCULOSE CEREBRAL

Achados neurorradiológicos na hidrocefalia

A hidrocefalia encontrada na TBM pode ser dividida em dois tipos: (1) tipo comunicante, que é comum, secundário a uma obstrução das cisternas basais por exsudados inflamatórios e (2) tipo obstrutivo, que é menos comum e secundário a uma lesão parenquimatosa focal que causa efeito de massa ou devido ao aprisionamento de uma parte do ventrículo por ependimite granulomatosa [Trivedi et al. 2009, Tandon et al. 1988]. A hiperintensidade periventricular nas imagens de densidade protónica e T2W deve-se à infiltração do líquido cefalorraquidiano através da substância branca e sugere geralmente hidrocefalia sob pressão, o que constitui uma indicação para cirurgia de desvio do LCR para descomprimir o sistema ventricular [Trivedi et al. 2009, Singh et al. 2008]. O local comum de obstrução ventricular na hidrocefalia obstrutiva é o aqueduto, que causa o alargamento do ventrículo lateral e do terceiro ventrículo. No entanto, pode haver uma obstrução da saída do quarto ventrículo (forame de Luschka e forame de Magendie) que leva a panventriculomegalia. Por vezes, pode haver um aumento de apenas um ventrículo (Fig.8).

Na TAC, a hidrocefalia pode ser avaliada através do rácio de Evans e da lucência periventricular. A lucência periventricular, um termo por vezes utilizado para descrever a hipodensidade à volta do ventrículo lateral em doentes com hidrocefalia, é basicamente um termo errado, uma vez que o termo lucência é utilizado em relatórios de raios X. O termo deve ser hipodensidade periventricular, que indica um fluxo transependimário de LCR. Trata-se de um sinal de aumento da pressão hidrostática intraventricular e da pressão intracraniana e indica a necessidade de prescrição de descongestionantes cerebrais, incluindo acetazolamida, ou de algum tipo de procedimento de desvio do LCR. Nos casos de TBM, a hipodensidade periventricular também pode ser devida à disseminação de um processo inflamatório.

A forma mais fácil de reconhecer a ventriculomegalia na TC é através do aumento do tamanho dos ventrículos, os cornos frontais podem parecer embotados; o terceiro ventrículo pode tornar-se globular; as cisternas podem ficar obliteradas em caso de hidrocefalia obstrutiva; os cornos temporais do ventrículo lateral podem parecer proeminentes e ter mais de 2 a 3 mm de tamanho [Greenberg 2010].

No recém-nascido, no lactente e nas crianças com menos de 18 meses de idade, em que a fontanela anterior ainda está aberta, a ecografia craniana é uma investigação segura para avaliar a progressão da hidrocefalia.

Achados neurorradiológicos na vasculite

A camada adventícia dos vasos de pequeno e médio calibre desenvolve alterações semelhantes às dos exsudados tuberculosos adjacentes. A íntima dos vasos pode eventualmente ser afetada ou erodida por degeneração fibrinoide-hialina. Em fases posteriores, o lúmen do vaso pode ficar completamente ocluído pela proliferação celular subendotelial reactiva. O enfarte cerebral isquémico resultante da oclusão vascular é uma sequela comum da arterite tuberculosa. As artérias cerebrais médias e lenticulostriadas são as mais frequentemente afectadas [Dastur et al. 1970, Trivedi et al. 2009]. A RM ponderada em difusão ajuda na deteção precoce desta complicação [Shukla et al. 2008, Trivedi et al. 2009].

Achados neurorradiológicos na paquimeningite

Uma apresentação invulgar da TB do SNC é o envolvimento isolado da dura-máter, conhecido como paquimeningite, que é distinta da inflamação da dura-máter adjacente a um tuberculoma intraparenquimatoso [Kumar et al 1996, Brismar 1996, Goyal et al 1997, Trivedi et al 2009]. Consiste num envolvimento dural isolado ou num envolvimento pial ou parenquimatoso secundário a uma lesão com base na dura-máter. Tal como no caso da TBM, a paquimeningite tuberculosa também pode resultar da disseminação hematogénica dos bacilos. A paquimeningite pode apresentar-se como um envolvimento focal ou difuso da dura-máter [Trivedi et al. 2009, Offenbacher et al. 1991, Brismar et al. 1996, Goyal et al. 1997]. A paquimeningite aparece como uma dura-máter espessada, que é hiperintensa na imagem de contraste T1W1 na RM (Fig. 7).

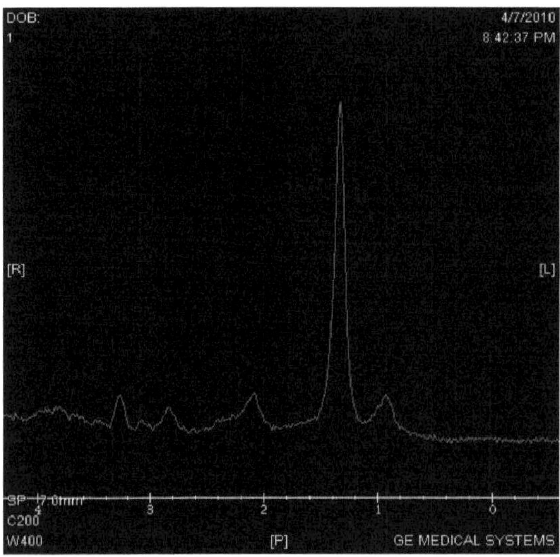

Fig. 8: Espectroscopia MR da lesão cerebral mostrando o pico lipídico.

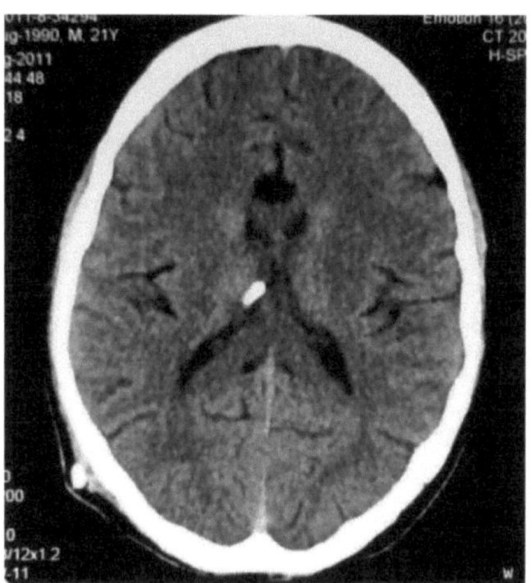

Fig. 9: Tomografia computorizada do cérebro mostrando shunt in situ e diminuição do tamanho do ventrículo.

Achados neurorradiológicos no tuberculoma cerebral

O tuberculoma cerebral, uma massa de tecido granulomatoso que ocupa espaço [Tandon & Pathak 1973, Trivedi et al. 2009], constitui uma grande percentagem das lesões maciças intracranianas nos países em desenvolvimento. Os tuberculomas podem ser únicos ou múltiplos, e podem ser observados em qualquer parte do parênquima cerebral [Gupta & Lufkin 2001, Trivedi et al. 2009].

Na TAC, o tuberculoma pode também aparecer como uma lesão hipodensa com edema "desproporcionado" na fase de cerebrite. O tuberculoma maduro apresenta realce anelar ou nodular com edema perilesional. O granuloma tuberculoso caseoso em CECT mostra uma lesão com realce em anel com um centro hipodenso caseoso.

Um grau variável de edema vasogénico rodeia as lesões, que é melhor apreciado em imagens de RM ponderadas em T2. O realce dos granulomas nas imagens pós-gadolínio melhora a sua conspicuidade e permite a sua diferenciação do edema vasogénico adjacente [Khoo et al. 2003].

O "sinal do alvo" (nidus central de calcificação rodeado por um anel de realce) foi outrora considerado patognomónico para o tuberculoma [Bernaerts et al. 2003], mas isto foi recentemente posto em causa [Bargallo et al. 1996]. A apresentação radiográfica do tuberculoma depende em grande parte do facto de a lesão ser não caseosa, caseosa com um centro sólido ou caseosa com um centro líquido; pensa-se que o grau de edema que rodeia o tuberculoma é inversamente proporcional à idade da lesão [Bernaerts et al. 2003]. Embora um novo tuberculoma ou o seu aumento possa ocorrer em alguns doentes, apesar de um TCA adequado, a atividade do tuberculoma pode geralmente ser avaliada pelo grau de realce do contraste em estudos de seguimento por TC ou RMN [Bernaerts et al. 2003].

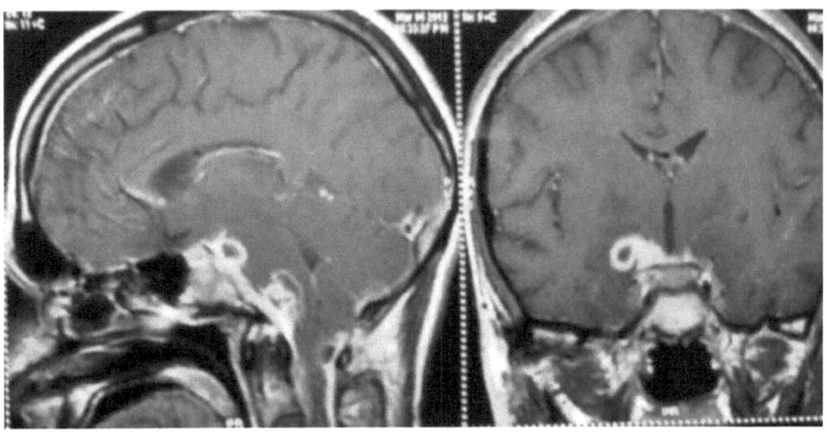

Fig. 10: Imagens de RMN que mostram exsudados basais, granulomas, caraterísticas de vasculite e edema

As caraterísticas da RM dos tuberculomas podem ser semelhantes às de outras lesões focais intracranianas, como a neurocisticercose, os granulomas fúngicos, o glioma, as metástases, o abcesso cerebral piogénico crónico e os linfomas. Assim, são utilizadas outras investigações em conjunto com a RM cerebral com contraste e a espetroscopia por RM com imagens quantitativas de MT para diagnosticar as lesões, que constituem um espetro de diagnóstico diferencial dos tuberculomas [Trivedi et al. 2009, Gupta et al. 1990, Gupta et al. 1993, Poptani et al. 1995, Gupta et al. 1995, Gupta et al. 1996, Gupta & Roy 1999].

Achados neurorradiológicos no abcesso cerebral tuberculoso

O abcesso cerebral tuberculoso é uma doença relativamente rara, constituindo 4-7% do número total de casos de tuberculose do SNC nos países em desenvolvimento. De acordo com os critérios de Whitener, os ab-scessos tuberculosos devem apresentar evidência macroscópica de formação de abcesso no parênquima cerebral e devem oferecer confirmação histológica de que a parede do abcesso é composta por tecido de granulação vascular contendo células inflamatórias agudas e crónicas e Mycobacterium. [Whitener 1978, Trivedi et al. 2009].

Os abcessos tuberculosos apresentam-se como lesões grandes, solitárias e frequentemente multiloculadas, com realce anelar, com edema circundante e efeito de massa na RM. [Farrar et al. 1997, Trivedi et al. 2009]. A quantificação de MTR a partir do bordo do abcesso ajudou no diagnóstico diferencial de abcessos tuberculosos e piogénicos [Gupta et al. 2001, Trivedi et al. 2009]. Os bacilos de M. tuberculosis com elevado teor de lípidos são provavelmente responsáveis pelos valores significativamente mais baixos de MTR no bordo dos abcessos tuberculosos em comparação com os abcessos piogénicos. A DWI nos abcessos tuberculosos mostra uma difusão restrita com valores baixos do coeficiente de difusão aparente (ADC), provavelmente em resultado da presença de células inflamatórias intactas no pus [Trivedi et al. 2009, Gautam et al. 2013, 2014].

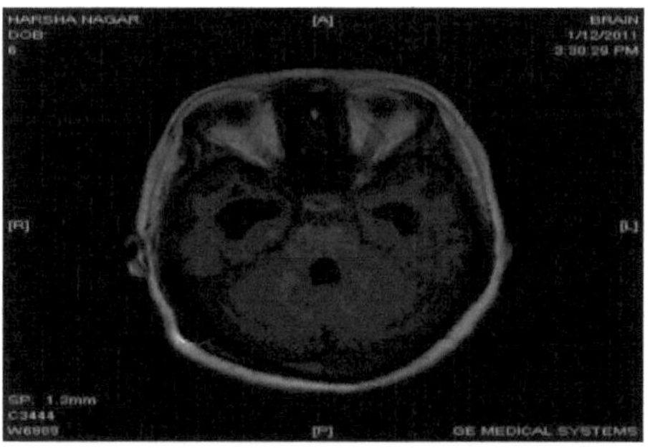

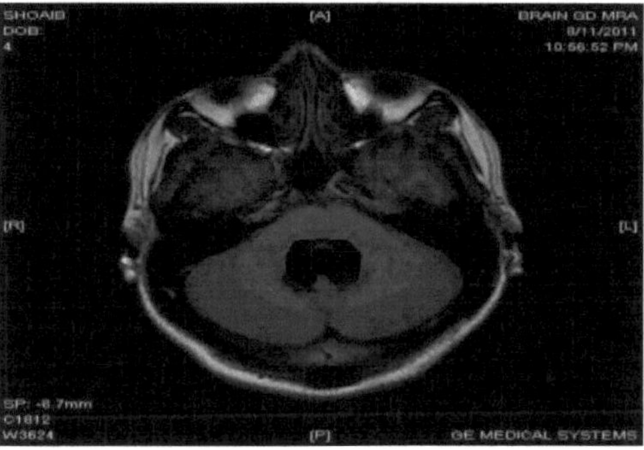

Fig. 11: A. RM do cérebro em corte axial T1W1 mostrando os cornos temporais alargados do ventrículo lateral, B. Aumento do 4º ventrículo

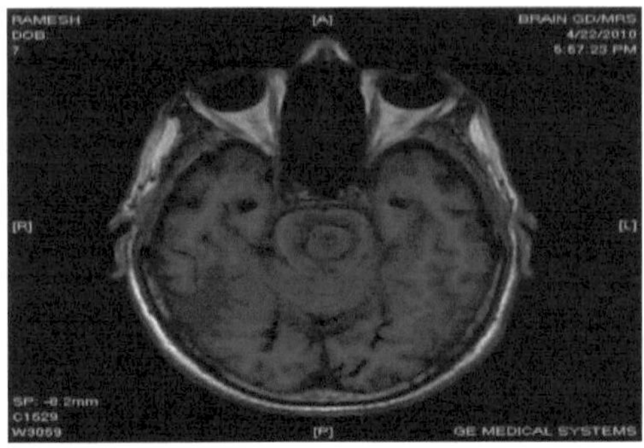
RAMESH
DOB:
[A]
BRAIN GD/MRS
4/22/2010
[R]
[L]
SP: -8.2mm
[P]
GE MEDICAL SYSTEMS

A

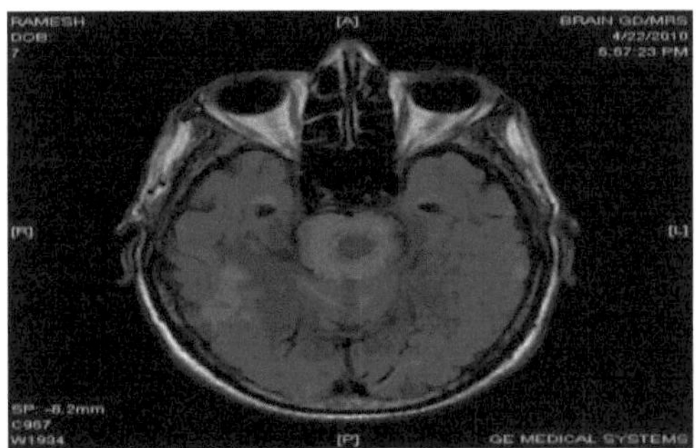
RAMESH
DOB:
[A]
BRAIN GD/MRS
4/22/2010
SP: -8.2mm
[P]
GE MEDICAL SYSTEMS

B

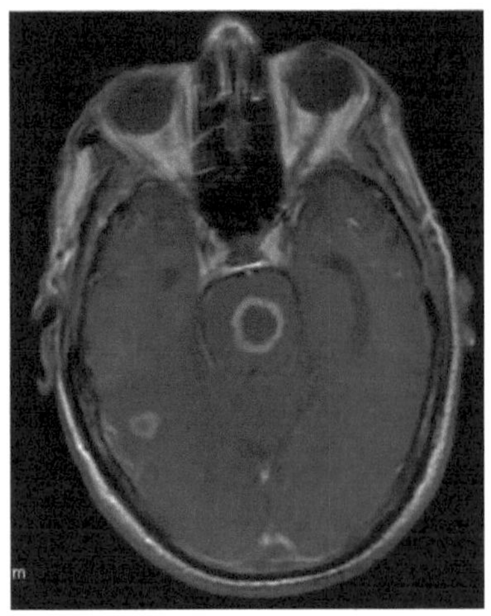

C

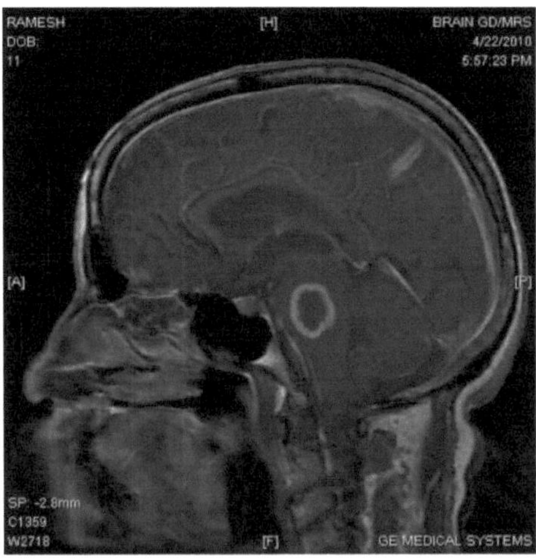

D

Fig. 12:

A. RM do cérebro, corte axial T1W, mostrando uma lesão arredondada de intensidade mista na ponte

B. Imagem de RM do cérebro em T2W que mostra uma lesão do tronco cerebral com um centro necrótico caseoso que aparece hipointenso em T2 associado a edema

C. RMN do cérebro com contraste T1W (corte axial) mostrando tuberculoma do tronco cerebral com centro hipointenso sem realce e com realce homogéneo intenso pelo contraste no bordo periférico e edema perilesional.

D. RM do cérebro com contraste T1W (corte sagital) mostrando o centro hipointenso do Tuberculoma do tronco cerebral sem realce e com realce homogéneo intenso pelo contraste no bordo periférico.

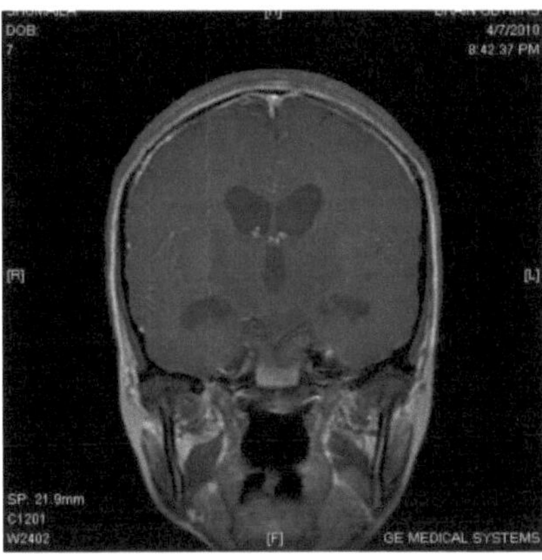

A

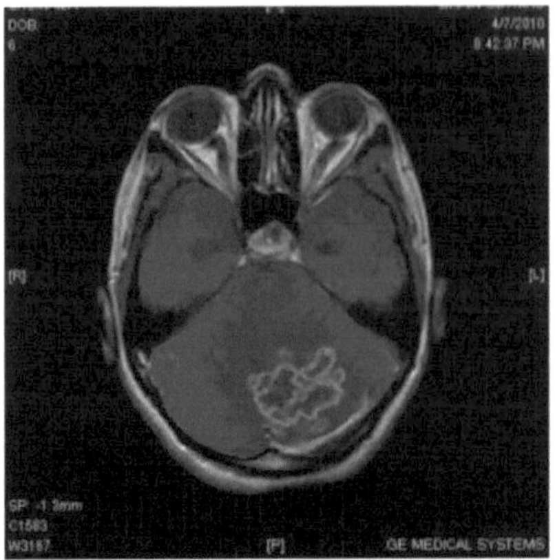
DOB:
4/7/2010
8:42:37 PM
[R]
[L]
C1583
W3167
[P]
GE MEDICAL SYSTEMS

B

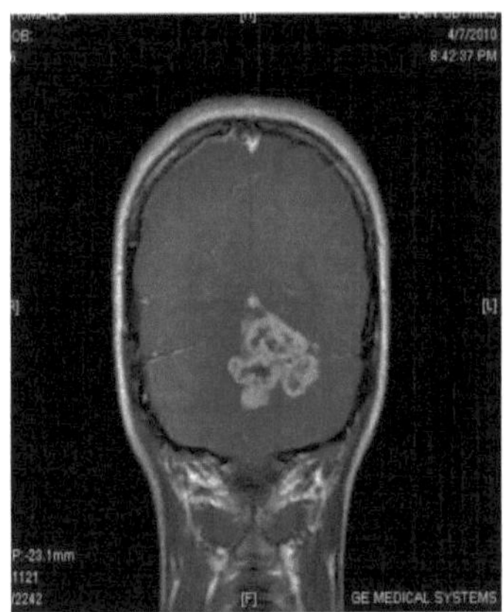
4/7/2010
8:42:37 PM
[L]
[F]
GE MEDICAL SYSTEMS

C

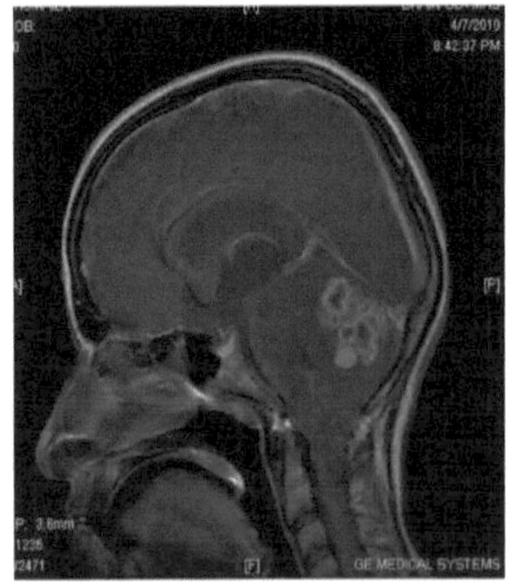
4/7/2010
8:42:37 PM
[P]
[F]
GE MEDICAL SYSTEMS

D

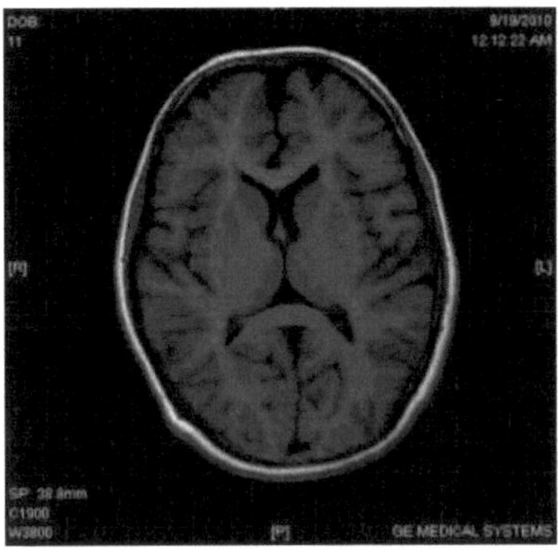

E

Fig. 13:

A. RM cerebral T1W1 com contraste, corte coronal, mostrando ventrículomegalia com aumento dos cornos frontal e temporal do ventrículo lateral,

B. T1W1 Axial

C. Coronal, e

D. Vista sagital com contraste mostrando tuberculoma conglomerado da fossa posterior e aumento dos cornos temporais do ventrículo lateral

E. RM pós-operatória de acompanhamento Vista axial T1W1 do cérebro mostrando o desaparecimento dos tuberculomas, ausência de hidrocefalia e nenhum shunt in situ

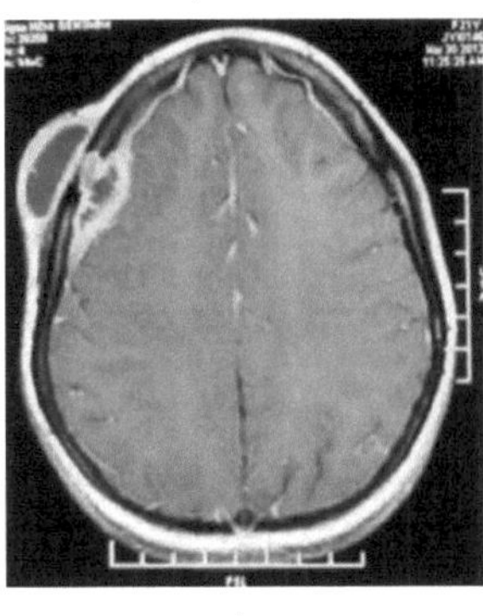

A

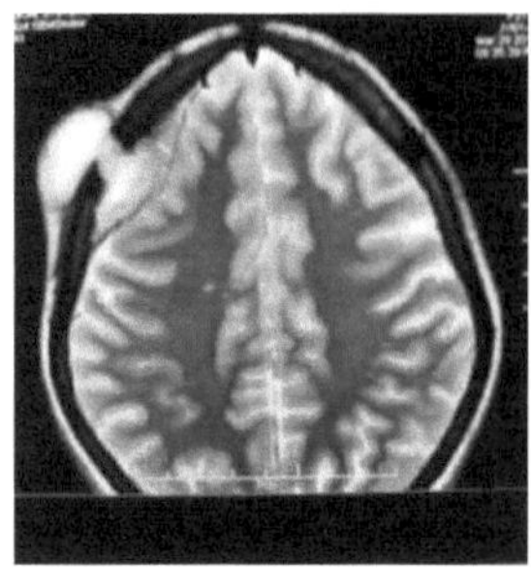

B

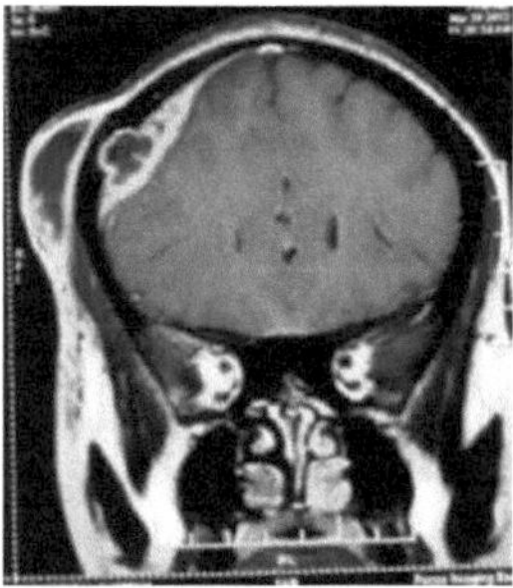

C

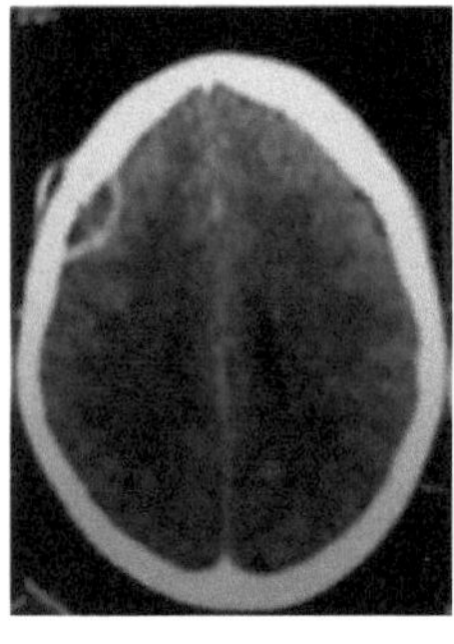

D

Fig. 14: Tuberculose Calavrial:

A. Imagem axial de RM com contraste T1W mostrando lesão hipointensa com realce periférico pelo contraste

B. O corte axial T2W mostra uma lesão mista hiperintensa

C. T1W1 vista coronal com contraste

D. Vista axial de TC com contraste

A

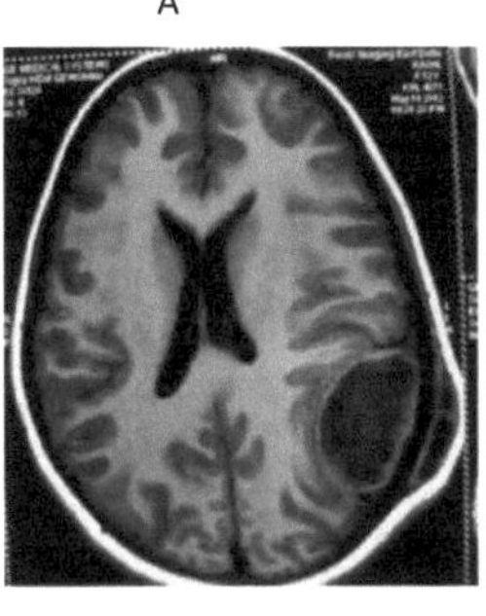

B

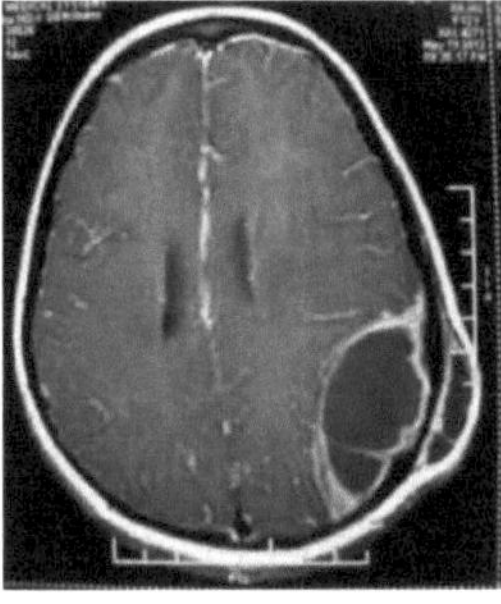

C

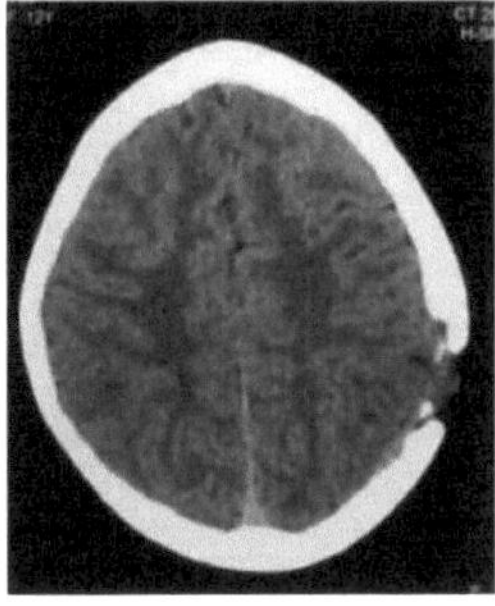

Fig. 15:

A. Imagem axial T1W1 de RM do cérebro mostrando lesão hipointensa subgaleal e extradural com realce periférico,

B. Imagem axial T1W1 de RM com contraste do cérebro mostrando lesão hipointensa subgaleal e extradural com realce periférico,

C. Tomografia computorizada pós-operatória do doente, que mostra a resolução completa da lesão após a cirurgia e a conclusão do tratamento com ATT.

PAPEL DA ESTEREOTAXIA GUIADA POR TC

A cirurgia esterotáxica guiada por TC ajuda a retirar material de biópsia das lesões localizadas profundamente na área eloquente do cérebro. Pode ser utilizada para fins diagnósticos ou terapêuticos. Ajuda na confirmação histopatológica da lesão, que continua a ser a norma de ouro para aumentar a precisão do diagnóstico e evitar um tratamento inadequado. A estereotaxia também pode ser utilizada para a aspiração de lesões tuberculosas profundas no cérebro que não respondam ao tratamento conservador e se justifique a decisão de iniciar a TCA de segunda linha após a realização de testes de sensibilidade aos fármacos na amostra patológica [Ersahin et al. 2010].

PAPEL DA ULTRA-SONOGRAFIA

A ultrassonografia permite obter imagens da lesão em tempo real e de forma não invasiva. Nas crianças com menos de 18 meses de idade em que a fontenela anterior está aberta, a USG craniana é de grande utilidade. A ultrassonografia (USG) é uma ajuda não invasiva na avaliação da linfadenopatia tuberculosa. A linfadenite tuberculosa é a forma mais comum de tuberculose extra-pulmonar e os gânglios linfáticos cervicais são o grupo mais frequentemente envolvido entre os gânglios linfáticos periféricos. [Relatório MRC 1980, Gupta et al. 2007]. A maioria dos doentes com tuberculose espinal apresenta concomitantemente linfadenite intra-abdominal periaórtica e coleção de pus pré-vertebral. Assim, a USG do abdómen deve ser um instrumento de rotina para avaliar um caso de tuberculose espinal.

PAPEL DA ANGIOGRAFIA POR RESSONÂNCIA MAGNÉTICA OU ANGIOGRAFIA POR TOMOGRAFIA COMPUTORIZADA OU ANGIOGRAFIA DE SUBSTRACÇÃO DIGITAL

A angiografia por RM (ARM) é um excelente exame para o rastreio de lesões vasculares intranianas, como malformações arteriovenosas e aneurismas, uma vez que é um exame não invasivo e não requer a administração de contraste intravenoso. A angiografia por TC e a angiografia por substracção digital (ASD) são mais sensíveis e específicas na deteção de pequenos aneurismas saculares intranianos do que a ARM (Fig. 13).

A ARM ou a angiografia por TC ou a ASD não devem ser aconselhadas como rotina para um doente com tuberculose intracraniana, mesmo que o doente tenha desenvolvido alterações isquémicas vasculares como sequela da vasculite tuberculosa. As alterações isquémicas serão evidentes nas imagens ponderadas em difusão (DWI) de uma RMN de rotina e ajudarão a tratar o doente. Os achados na angiografia por DSA ou TC do cérebro não alteram o plano de tratamento do doente.

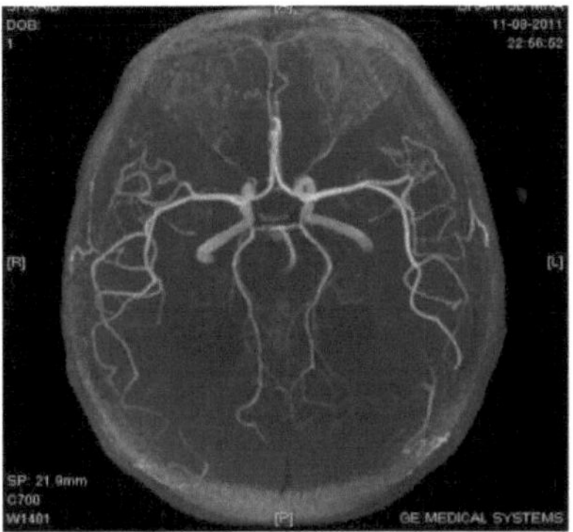

Fig.16: Imagem de angiografia por RM do cérebro mostrando o Círculo de Willis e ramos de vasos intracranianos

TUBERCULOSE DA COLUNA VERTEBRAL

Na tuberculose espinal, a infeção começa normalmente no canto superior ou inferior do corpo vertebral anterior, adjacente à junção discovertebral, e propaga-se por extensão subligamentar e penetração da placa subcondral. Posteriormente, as corticais lateral e anterior do corpo vertebral podem ser destruídas, levando a cavitação, encravamento, colapso, instabilidade vertebral e deformidade gibosa ou cifótica. Uma vez que o disco é avascular, a infeção discal é observada tardiamente e resulta num estreitamento do intervalo discal secundário à herniação do disco para o corpo vertebral minado e colapsado. Quando dois corpos vertebrais contíguos estão envolvidos, a nutrição do disco é afetada [De Backer et al. 2005].

Menos frequentemente, os elementos posteriores da coluna vertebral podem estar envolvidos. O envolvimento do arco neural pode ocorrer isoladamente ou em combinação com lesões do corpo vertebral. Outros padrões atípicos de envolvimento tuberculoso da coluna vertebral consistem na infeção de uma única vértebra ou de múltiplas vértebras não adjacentes ("skip lesions") [Moore & Rafii 2001].

CT DA COLUNA VERTEBRAL

A tomografia computorizada da coluna vertebral pode mostrar os padrões de destruição óssea, calcificações nos tecidos moles ou abcessos paraespinhais e em regiões difíceis de visualizar nas radiografias simples, como a junção craniovertebral.

A biópsia guiada por TC é outro instrumento para diagnosticar a tuberculose da coluna vertebral. A biópsia guiada por TC e a biópsia toracoscópica/laproscópica podem contribuir para o diagnóstico definitivo da coluna vertebral tuberculosa [Gulati & Gupta 2005].

A tomografia computorizada da coluna vertebral é por vezes necessária para saber se o doente não pode ser submetido a RM devido a claustrofobia ou à presença de um pacemaker ou de um implante ferromagnético no corpo.

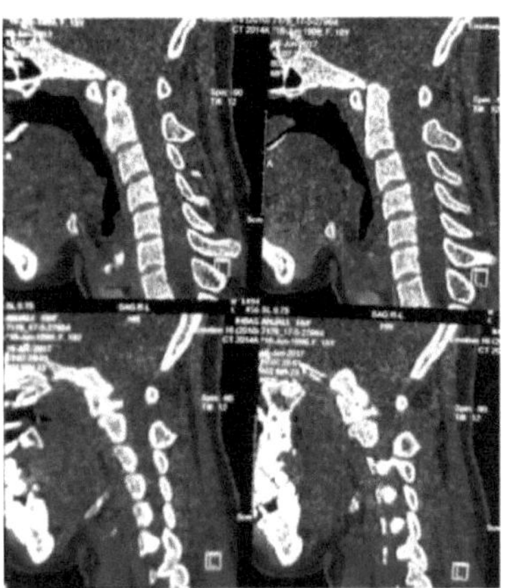

Fig.17: Tomografia computadorizada da junção craniovertebral: imagens de reconstrução sagital

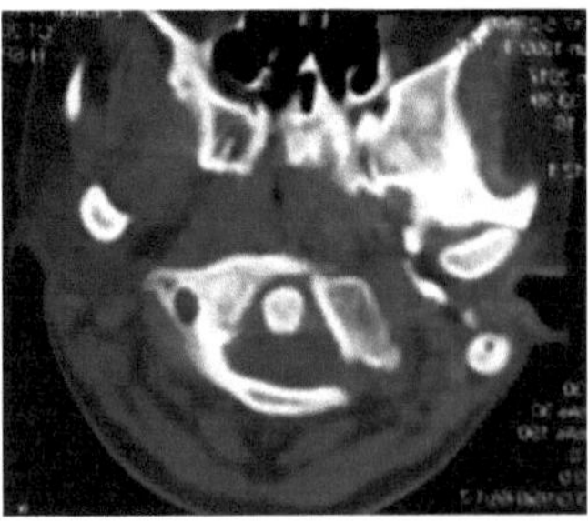

Fig. 18: Tomografia computadorizada da junção craniovertebral - vista axial

RESSONÂNCIA MAGNÉTICA DA COLUNA VERTEBRAL

A RM é o exame de eleição para o diagnóstico da tuberculose espinal, devido à sua capacidade multiplanar, contraste tecidular superior, maior sensibilidade para a deteção de alterações inflamatórias precoces da medula óssea e alterações infiltrativas da placa terminal da vértebra. A RM é sobretudo útil para delinear abcessos paravertebrais, epidurais e intra-ósseos e para avaliar a extensão da compressão da medula e a presença de lesões intramedulares (Fig. 14 e 15) [De Backer et al. 2005].

A

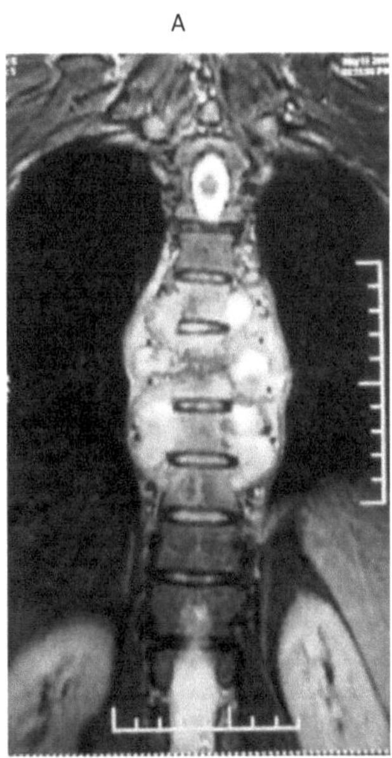

B

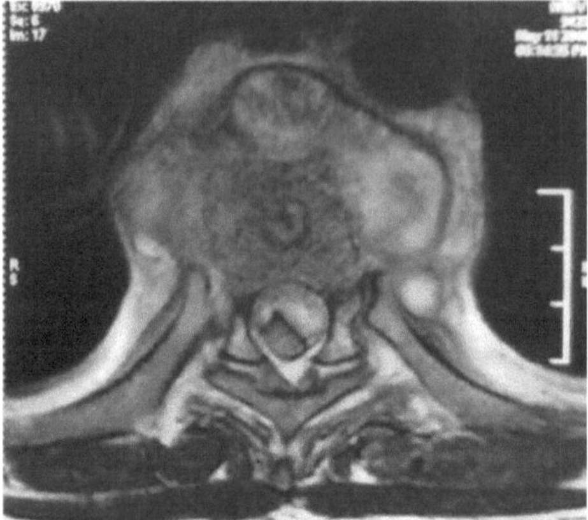

Fig. 19: A. RM da coluna torácica, vista coronal, mostrando tecido de granulação tuberculosa paravertebral, B. Vista axial mostrando destruição do corpo vertebral e compressão da medula espinal devido a uma coleção epidural de tecido de granulação tuberculosa

Achados neurorradiológicos na espondilite tuberculosa

Os corpos vertebrais são os mais frequentemente afectados; os elementos ósseos posteriores, o espaço epidural, os tecidos moles paraespinhais e os discos intervertebrais também são afectados, quer secundariamente, quer por vezes como a principal área a ser afetada [Sharif et al. 1992, Trivedi et al. 2009]. Os locais mais frequentemente envolvidos são a coluna dorsal e lombar, especialmente a junção toracolombar. Embora o sacro e a coluna cervical sejam os menos afectados, é frequente o envolvimento de mais do que um nível vertebral.

Devido à sua capacidade de detetar anomalias da medula óssea antes da destruição óssea, a RM é sensível para a deteção precoce da espondilite tuberculosa, mesmo em doentes com radiografias normais (Fig. 14). Na maioria dos casos, a espondilite tuberculosa aparece hiperintensa em T2W e hipointensa em T1W, mostrando o envolvimento do corpo vertebral [Sharif et al. 1992, Trivedi et al. 2009]. O envolvimento disco-vertebral clássico pode ser observado com a progressão da doença. Os abcessos intra-ósseos vertebrais, os abcessos paraespinhais, a discite, as lesões em saltos e a invasão do canal espinal são facilmente observados nas imagens de RM. A redução da altura do disco e a alteração morfológica dos tecidos moles paraespinhais tornam-se evidentes durante as fases mais avançadas da infeção.

Os estudos de RM com realce são úteis para caraterizar a espondilite tuberculosa. O realce da margem nas imagens T1W pós-contraste em torno de abcessos de tecidos moles intra-ósseos e paraespinhais é caraterístico da espondilite tuberculosa [Trivedi et al. 2009].

A RMN revelou-se uma mais-valia no diagnóstico, na deteção de lesões salientes, na compreensão dos pormenores do envolvimento dos ossos e dos tecidos moles, na extensão da compressão extradural (Fig. 14), na presença ou ausência de envolvimento meníngeo, nas alterações da medula, etc.[Kumar 2005].

As lesões epidurais de TB geralmente parecem ser isointensas em relação à medula espinhal nas imagens T1W e têm intensidade mista nas imagens T2W. Nas imagens pós-contraste, pode observar-se um realce uniforme. Os abcessos tuberculosos epidurais podem ocorrer como lesões primárias ou podem ser observados em associação com aracnoidite, mielite, espondilite e tuberculomas intramedulares e durais [Murphy 1998, Trivedi et al. 2009].

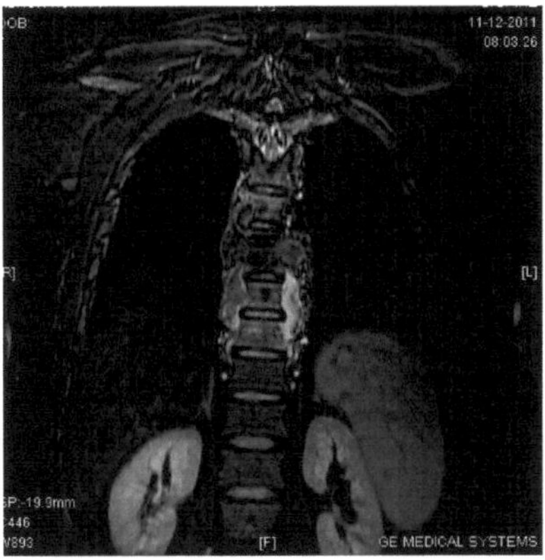

A. Imagem coronal de RMN mostrando hiperintensidade na região torácica média.

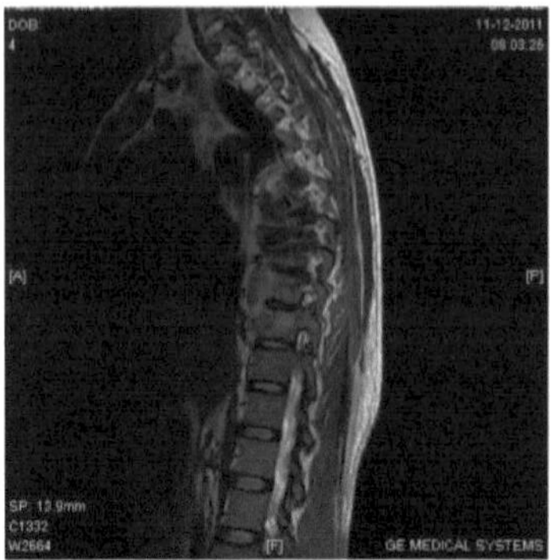

B. Nesta imagem sagital de RM, há tecido de granulação na região torácica média anterior ao corpo vertebral

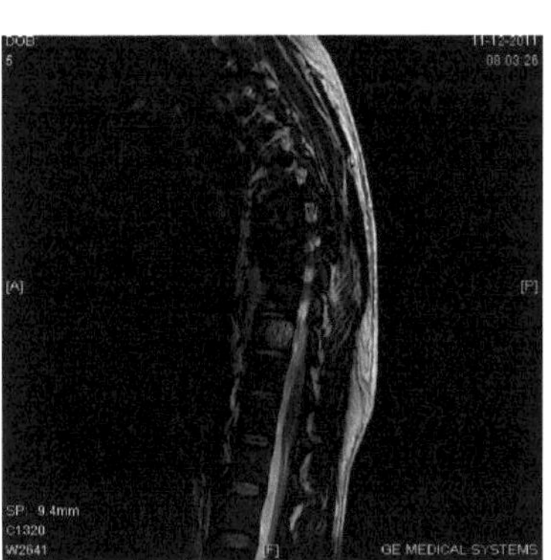

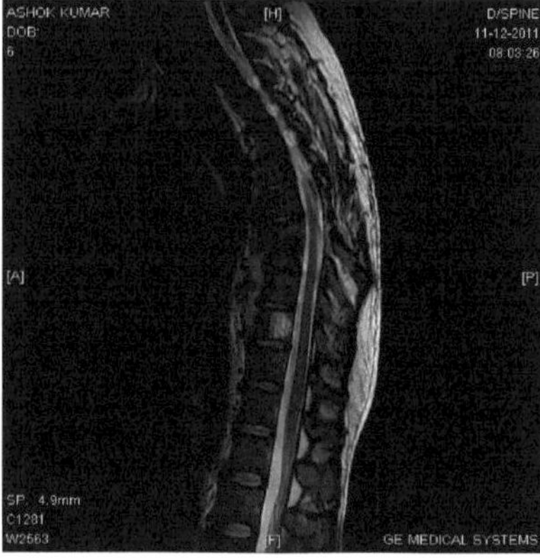

C. Nestas imagens sagitais da coluna vertebral torácica, observa-se um tecido de granulação anterior aos corpos vertebrais, juntamente com alterações hiperintensas no corpo vertebral

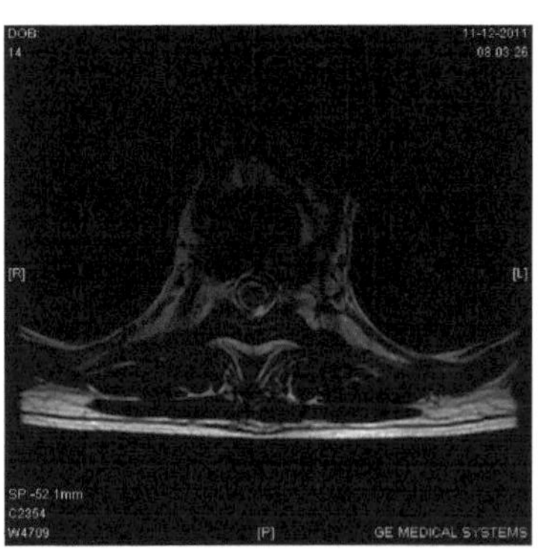

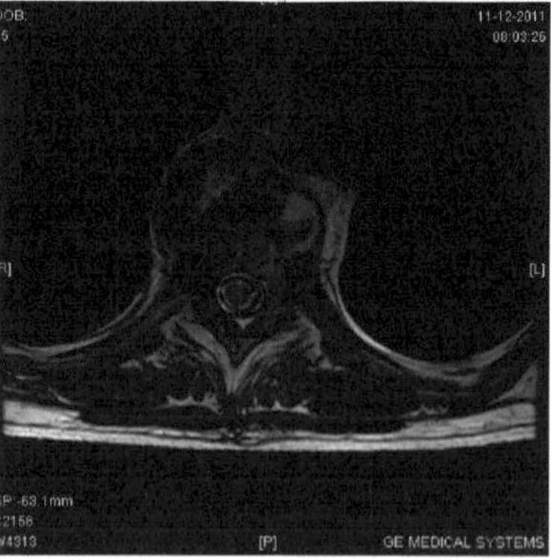

D. Tecido de granulação anterior à vértebra, visto numa vista axial da coluna torácica

Fig.20: Imagens de um doente do sexo masculino de meia-idade que apresentava fraqueza em ambos os membros inferiores. Este doente foi tratado com um curso de quimioterapia anti-tuberculosa, esteróides e laminectomia. O doente melhorou após a cirurgia.

Achados neurorradiológicos na mielite tuberculosa

As caraterísticas imagiológicas por RM da mielite tuberculosa são semelhantes às da cerebrite, como edema da medula espinal, hiperintensidade na imagem ponderada em T2 e realce marginal nas imagens T1W pós-contraste [Murphy 1998, Trivedi et al. 2009, Kumar 2005]. O edema circundante continua a ser mais extenso do que as margens de realce. Estes achados sugerem o início da formação de um abcesso intramedular. As porções cavitárias centrais das áreas necróticas intra-axiais são vistas como focos hipointensos e hiperintensos nas imagens T1W e T2W, respetivamente. Embora as anomalias visíveis nas imagens T2W desapareçam em várias semanas, os focos de realce pelo contraste nas imagens pós-contraste podem persistir durante vários meses [Murphy 1998, Trivedi et al. 2009].

Achados neurorradiológicos no tuberculoma extramedular intradural (IDEM)

O tuberculoma extramedular intradural é raro e as alterações da intensidade do sinal e o sinal do menisco podem ser observados no interior da dura-máter e no exterior da medula espinal. A RM com contraste pode delinear o tuberculoma com realce anelar.

Achados neurorradiológicos na aracnoidite espinal

A fisiopatologia da meningite espinal é semelhante à da TBM; o tubérculo submeningeal forma-se durante a infeção primária e rompe para o espaço subaracnoide, provocando mediadores de hipersensibilidade retardada [Brooks et al. 1954, Trivedi et al. 2009]. Tal como acontece com as lesões intracranianas, existe uma inflamação granulomatosa com áreas de caseificação e tubérculos com eventual desenvolvimento de tecido fibroso em casos crónicos ou tratados [Khoo et al. 2003].

A meningite tuberculosa espinal (MTE) pode ter três origens: disseminação hematogénica a partir de uma fonte exterior ao SNC, extensão caudal de meningite tuberculosa basal intracraniana e extensão intra-espinal a partir de tuberculose óssea ou discal.

No caso da aracnoidite espinal, a RMN é a modalidade de escolha, uma vez que delineia melhor a doença leptomeníngea.

A formação de pus tuberculoso ocorre entre a dura-máter e as leptomeninges e pode aparecer localizada. Aparece hiperintensa em T2W e iso a hipointensa em imagens T1W.

As caraterísticas da RM incluem a localização do LCR e a obliteração do espaço subaracnoideu espinal com uma perda do contorno da medula espinal contra o LCR no canal espinal na imagem ponderada em T1. Na região lombar, observa-se o emaranhamento das raízes nervosas. Por vezes, a RM sem contraste pode parecer normal, mas as imagens com contraste revelam um realce nodular, espesso, linear e intradural, muitas vezes preenchendo completamente o espaço subaracnoideu. Assim, o ponto-chave é que se deve suspeitar de aracnoidite espinal na RM quando as imagens T1 com contraste se assemelham a imagens T2 [aimsnet.org].

Nas fases crónicas da doença, as imagens pós-contraste podem não mostrar qualquer realce, mesmo quando as imagens sem realce mostram sinais de aracnoidite.

Achados neurorradiológicos na siringomielia

O envolvimento da medula espinal sob a forma de enfarte e siringomielia pode ocorrer como complicação da aracnoidite. Pode também ocorrer mielite tuberculosa parenquimatosa e formação de tuberculoma. A siringomielia é vista como uma cavitação da medula que tipicamente demonstra a intensidade do LCR nas imagens T1W e T2W, mas não aumenta nas imagens pós-contraste [Kumar 2005, Trivedi et al. 2009].

Achados neurorradiológicos na tuberculose intramedular

O envolvimento intramedular tuberculoso intradural é muito raro. O tuberculoma do cone é extremamente raro. O tuberculoma do cone, embora pouco frequente, deve ser considerado no diagnóstico diferencial das lesões do cone, particularmente nos casos com caraterísticas de um foco tuberculoso noutra parte do corpo e quando o doente provém de uma área endémica. A ressonância magnética é a melhor modalidade de diagnóstico para determinar a localização e o tamanho da lesão [Jaiswal et al. 2006].

A RM mostra uma intensidade de sinal baixa ou intermédia nas imagens T1W e um sinal baixo nas imagens T2W (o sinal baixo nas imagens T2W deve-se à necrose caseosa no tuberculoma, que tem um elevado teor proteico). O estudo pós-gadolínio mostra realce anelar. Por vezes, a alteração da intensidade do sinal do cordão umbilical adjacente à lesão com realce anelar sugere mielite associada.

RECOMENDAÇÕES

A avaliação neurorradiológica é o passo mais importante no tratamento clínico de doentes com tuberculose cerebral ou espinal. O papel da investigação radiológica não se limita apenas ao diagnóstico, tendo-se alargado desde o diagnóstico inicial até às intervenções terapêuticas. A biópsia guiada por estereotaxia, ultra-sons ou TAC exige frequentemente uma abordagem em equipa.

Com o aumento dos casos de TB MDR, a avaliação diagnóstica e a intervenção são geralmente orientadas pela neuro-radiologia para obter amostras patológicas e testes de sensibilidade aos medicamentos. É o passo mais importante para iniciar a ATT de segunda linha no tratamento de casos de TB MDR no cérebro e na coluna vertebral. Este passo crucial minimizará a morbidade e a mortalidade dos doentes afectados pela tuberculose do cérebro e da coluna vertebral.

Por vezes, o tuberculoma cerebral pode simular uma metástase cerebral. Assim, mesmo num doente com cancro, uma lesão com realce anelar no cérebro não deve ser presumida como uma metástase cerebral e o doente deve ser avaliado sistematicamente. Por exemplo, num doente do sexo masculino, de 32 anos de idade, com um caso de seguimento de um carcinoma da língua após radioterapia, que apresentava uma úlcera que não cicatrizava na face lateral do pescoço desde há 2 anos e episódios recorrentes de convulsões com cerca de 13 meses de duração, descobriu-se que tinha um tuberculoma intracraniano.

A avaliação inicial e a neuroimagem noutro local (Fig. 15-17) sugeriam a existência de metástases no cérebro e o doente foi encaminhado para a nossa clínica para biópsia da lesão. Um exame clínico e radiológico pormenorizado, seguido de intervenção neurocirúrgica, estabeleceu o diagnóstico de neurotuberculose. Assim, num doente com doença maligna sistémica primária com suspeita de metástases no sistema nervoso central, o tuberculoma cerebral deve ser sempre mantido como diagnóstico diferencial.

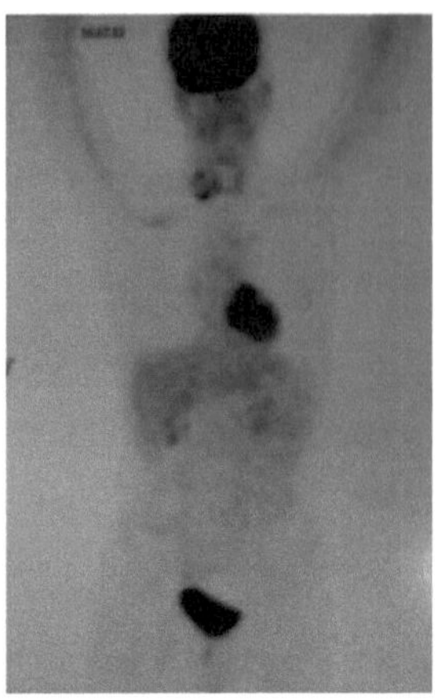

Fig. 21: Imagem PET-CT positiva para gânglios linfáticos cervicais

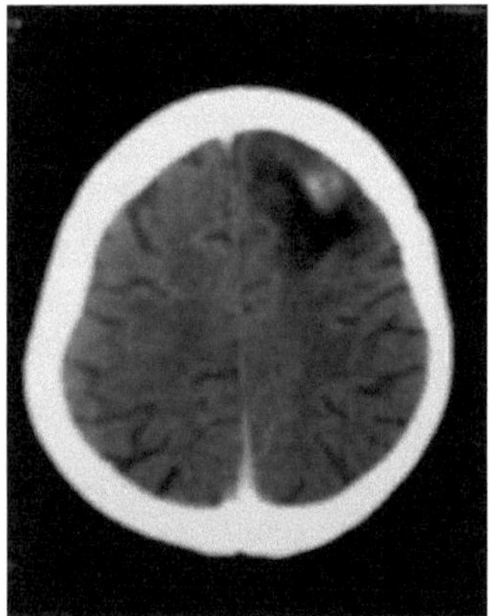

Fig. 22: Tomografia computorizada do cérebro mostrando uma lesão no lobo frontal esquerdo

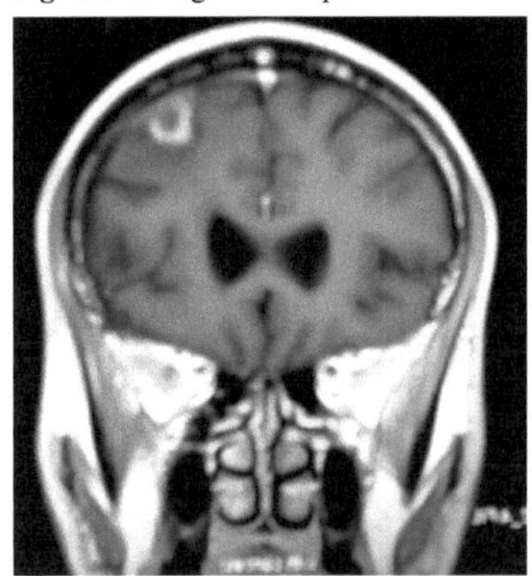

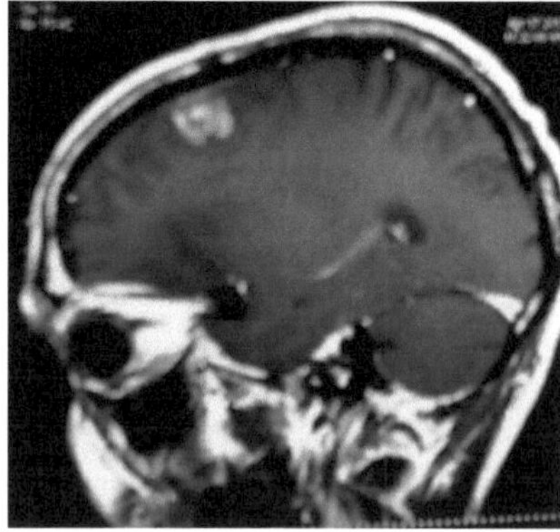

Fig. 23: Imagens cerebrais de RM com contraste que mostram uma lesão com realce anelar no lobo frontal, A - vista coronal, B - vista sagital

Em todos os casos de tuberculose cerebral e espinal, é obrigatório um acompanhamento clínico e neuro-radiológico regular durante todo o curso da terapêutica anti-tuberculosa.

O acompanhamento depende da apresentação inicial. Por isso, deve optar-se pelas investigações de rotina. O exame clínico pode revelar linfadenopatia num doente, o que constitui uma oportunidade para realizar uma biópsia ou FNAC (citologia aspirativa por agulha fina) do gânglio linfático e pode ser uma prova corroborativa para estabelecer o diagnóstico de TB. A investigação hematológica pode revelar um aumento da ESR (taxa de sedimentação de eritrócitos). Os testes de função hepática (LFT) e renal (KFT) são importantes para o acompanhamento e para detetar toxicidade dos medicamentos. Sabe-se que muitos fármacos antituberculosos causam hepatotoxicidade, toxicidade renal, alterações da função tiroideia e neuropatia periférica. Por conseguinte, os testes clínicos, hematológicos e neuro-radiológicos devem ser aconselhados de acordo com a resposta do doente à terapêutica durante o acompanhamento do doente. Devem ser tidos em consideração os seguintes pontos:

1. A radiografia do tórax em incidência póstero-anterior deve ser efectuada em todos os doentes com tuberculose. Não esquecer a radiografia do tórax em PA de um doente com tuberculose do cérebro ou da coluna vertebral, mesmo que o doente não apresente qualquer queixa sugestiva de tuberculose pulmonar.

2. A USG do abdómen deve ser efectuada por rotina em doentes com tuberculose espinal. Existe uma forte possibilidade de linfadenopatia para-aótica ou de coleção de tecido de granulação tuberculosa pré-vertebral em doentes com tuberculose espinal.

3. A TC pode ser o exame inicial para detetar qualquer patologia intracraniana, como tuberculoma ou hidrocefalia, mas a RM do cérebro com contraste e a espetroscopia por RM são os melhores exames para detetar meningite tuberculosa, tuberculoma, encefalite, vasculite, enfartes, etc.

4. Se a fontanela anterior estiver aberta, como acontece em bebés e crianças com menos de 18 meses de idade, o seguimento do doente com hidrocefalia tuberculosa pode ser feito com uma ecografia craniana (USG).

5. No caso de linfadenite tuberculosa extra-pulmonar associada num doente com tuberculose do cérebro e da coluna vertebral, como a linfadenopatia cervical, a USG é um bom exame para avaliar a extensão da doença e a resposta à ATT.

6. A estereotaxia ou a aspiração da lesão guiada por USG ou CT justifica-se se o doente não responder à ATT e os exames neurorradiológicos de seguimento revelarem a persistência da lesão.

7. Embora estejam disponíveis muitos outros exames novos, como a tomografia por emissão de positrões (PET), a TC, a PET MRI, a SPECT e a DSA, estes exames não são necessários em todos os casos. A PET CT ou a PET MRI podem ser necessárias se a lesão não puder ser biopsada e se houver suspeita de que se trata de uma lesão maligna.

8. A maioria dos doentes com TB no cérebro ou na coluna vertebral pode ser tratada com sucesso através de tratamento conservador sem quaisquer intervenções cirúrgicas, apenas com a utilização criteriosa de exames radiológicos na fase inicial e durante o acompanhamento do doente.

9. Se houver paraparésia e compressão da medula (Fig.19), é frequentemente necessária uma intervenção cirúrgica. É possível obter um resultado cirúrgico ótimo com uma abordagem cirúrgica adequada e a administração concomitante de quimioterapia antituberculosa.

10. É necessário realçar o facto de que, mesmo com um défice neurológico grave, é possível uma recuperação completa sem qualquer intervenção cirúrgica e apenas através de uma observação clínica atenta, da utilização de TCA, da utilização judiciosa de esteróides e da aplicação rápida de radiologia para detetar qualquer deterioração e complicação durante o curso do tratamento conservador.

11. Devem ser feitos todos os esforços para detetar qualquer indício de tuberculose num doente cuja apresentação clínica levante a suspeita de tuberculose do cérebro e da coluna vertebral. Se o exame clínico ou a ecografia sugerirem linfadenopatia, deve ser efectuada uma biopsia ou uma PAAF do gânglio linfático, se este se encontrar numa zona acessível do corpo, como a linfadenopatia inguinal ou cervical. Se o gânglio

linfático não se encontrar numa região acessível, a realização de uma USG seriada durante o acompanhamento será uma investigação muito útil.

12. No caso do tuberculoma intracraniano pequeno e do tuberculoma da coluna vertebral, a terapêutica médica é a base do tratamento, mas a investigação radiológica diagnóstica não deve ser adiada se o doente apresentar qualquer sinal de deterioração neurológica. A RMN é a melhor modalidade de diagnóstico para mostrar a localização, o tamanho e o número de tuberculomas.

13. Para o tratamento da hidrocefalia, a TAC é uma boa opção para ver a extensão da ventriculomegalia, o efeito de massa, o desvio da linha média e qualquer outra patologia intracraniana associada. A TAC é também uma investigação útil durante o acompanhamento e após o procedimento cirúrgico de desvio do LCR.

14. A radiografia da coluna vertebral é útil para detetar deformações gibbus ou cifóticas na tuberculose da coluna vertebral durante o tratamento. A radiografia é necessária se for efectuada a instrumentação da coluna vertebral.

15. Nem todos os doentes necessitam de cirurgia. Embora os princípios básicos de tratamento de todos os doentes com TB do cérebro e da coluna vertebral sejam os mesmos, deve ser adoptada uma abordagem personalizada para cada doente. Os doentes com uma coleção muito grande de tecido de granulação tuberculosa ou pus podem responder muito bem ao tratamento conservador. O pus pode ser facilmente aspirado de um abcesso ilio-psoas de grandes dimensões e pode ser examinado para coloração de AFB, cultura de AFB e sensibilidade. Por conseguinte, o diagnóstico, o tratamento e o acompanhamento são fáceis nestes casos. Do mesmo modo, no caso de uma lesão muito profunda, a RM com contraste pode sugerir o diagnóstico e pode ser iniciada uma terapêutica empírica, seguida de um acompanhamento clínico e neurorradiológico. Muitos destes casos podem responder ao tratamento conservador sem qualquer intervenção cirúrgica (Fig. 20).

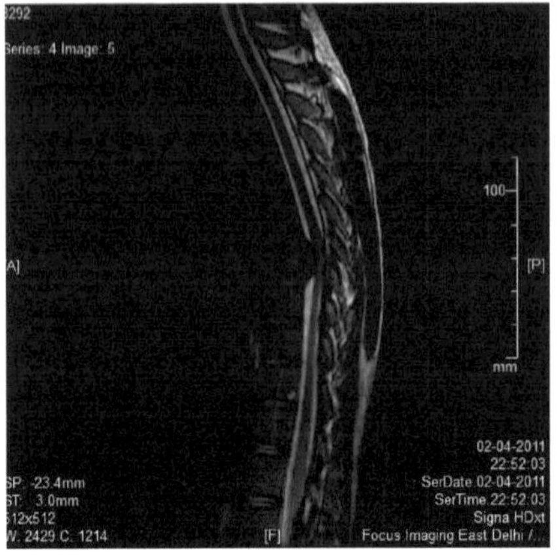

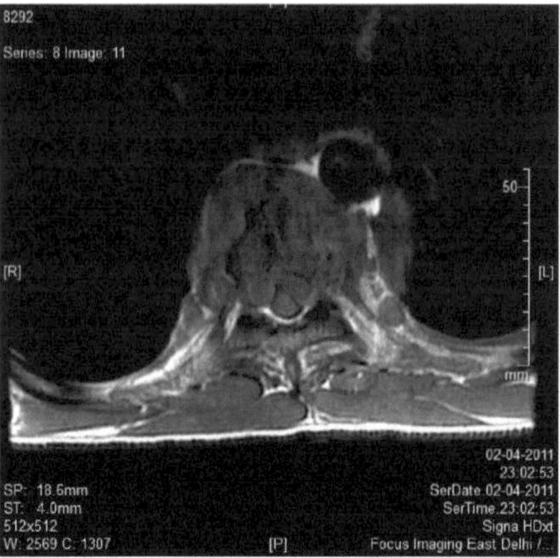

A B

Fig. 24: A. Imagem de RM ponderada em T2 em corte sagital sugerindo colapso da vértebra e compressão da medula espinal, B. Imagem ponderada em T2 em corte axial mostrando destruição do corpo vertebral e compressão do saco tecal e da medula espinal.

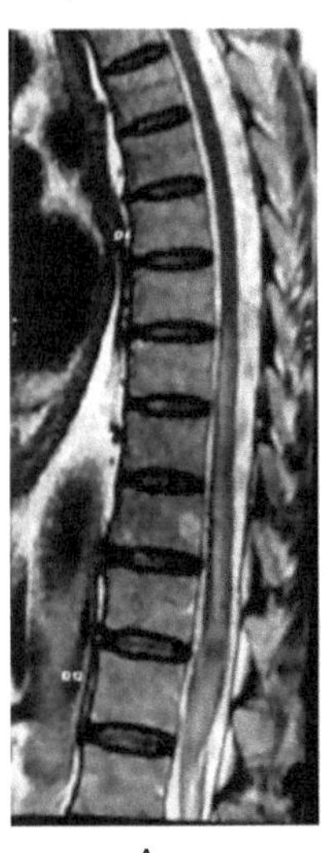

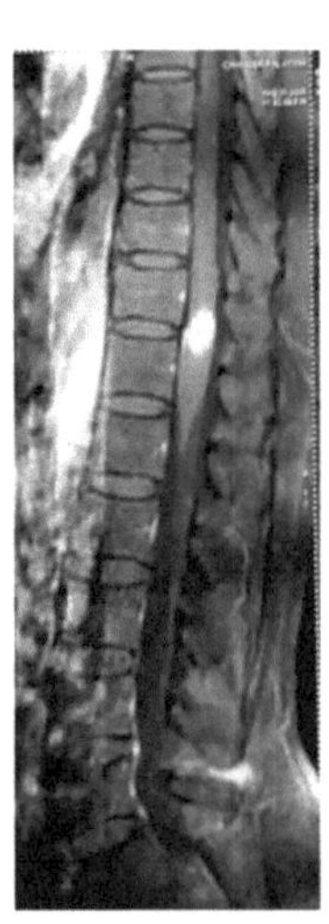

A B

Fig. 25: Ressonância magnética da coluna dorsolombar,

A. Imagem sagital FLAIR mostrando uma lesão arredondada hipointensa intramedular ao nível da vértebra torácica D12 associada a hiperintensidade intramedular do cone e hiperinsidade até três níveis vertebrais acima da lesão

B. Imagem de contraste em corte sagital mostrando realce anelar da lesão, sugestivo de tuberculoma intramedular.

RELATOS DE CASOS INTERESSANTES

Todos os casos de TB do cérebro e da coluna vertebral não requerem cirurgia. De facto, a maioria dos doentes é tratada com sucesso sem qualquer procedimento invasivo ou cirurgia. Assim, o objetivo desta revisão abrangente neuro-radiológica é orientar a abordagem diagnóstica e a decisão imediata de qualquer intervenção cirúrgica na fase adequada do tratamento.

Aqui, são discutidos alguns casos para realçar o facto de cada caso ser diferente e de cada caso necessitar de uma abordagem personalizada. Alguns casos foram-me enviados para intervenção neurocirúrgica, mas foram tratados com sucesso sem qualquer procedimento invasivo.

Tuberculoma do tronco cerebral Uma doente de 22 anos de idade, do sexo feminino, foi-me enviada com um diagnóstico provisório de tumor do tronco cerebral para intervenção neurocirúrgica. A doente apresentava como queixa principal turvação da visão, cefaleias fortes principalmente do lado direito, tonturas e fraqueza generalizada desde há 15 dias. O olhar do olho direito estava fixo na direção superomedial. Durante este período, a família observou uma perda de peso drástica de cerca de 7-8 kg. Os pais morreram de doença desconhecida na primeira infância. A sua história menstrual era normal. Concebeu pela primeira vez após o casamento, há cerca de 2 anos, mas teve um aborto espontâneo de um concepto com 2 meses de idade. Mais tarde, nunca mais concebeu.

O seu exame geral e sistémico era normal, exceto uma palidez ligeira. O exame neurológico revelou diminuição do volume e do tónus nos quatro membros. A potência muscular era MRC grau 3/5 com reflexos tendinosos profundos exagerados nos quatro membros, mas mais no lado direito.

Os parâmetros hematológicos e bioquímicos eram normais. Perfil tiroideu normal, vitamina B12 normal, ácido fólico, PCR negativa, ELISA HCV normal, glicemia normal, valores normais de leucócitos e de leucócitos, ácido úrico ligeiramente elevado, nível normal de electrólitos, VHS elevada de 50.

A radiografia da coluna vertebral e do tórax estava normal.

A RM e a RMCI do cérebro revelaram grandes lesões lobuladas de intensidade de sinal alterada, formadas por um conglomerado de lesões com realce anelar espesso, com um tamanho conjunto de aproximadamente 26 X 23 X 20 mm na ponte e 21 X 13 X 18 mm no hemisfério cerebelar direito, com um edema circundante significativo que se estendia ao resto do tronco cerebral e algumas lesões ovais de tamanho subcentimétrico com realce anelar e um ligeiro edema circundante em ambos os hemisférios cerebrais (Figuras 21 a 26).

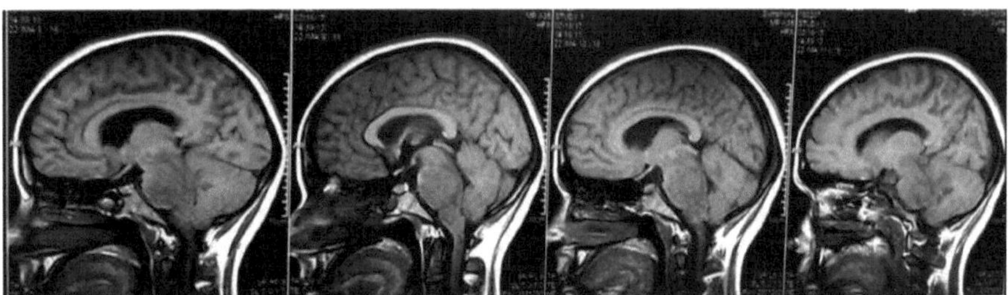

Fig 26 : Vista sagital da imagem T1W1 do cérebro

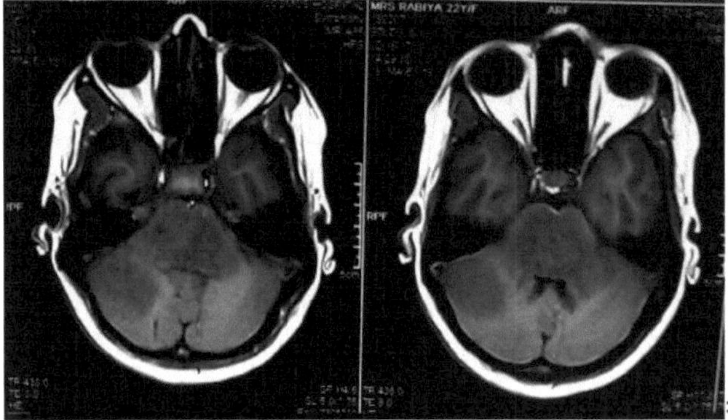

Fig 27: Imagem T1W1 do cérebro em corte axial

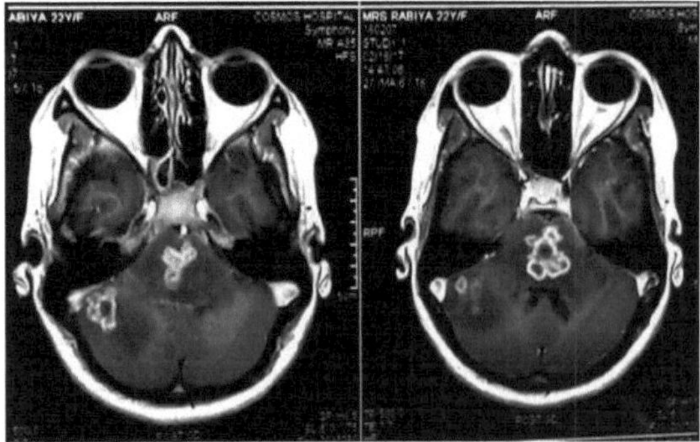

Fig. 28: Imagem do cérebro em corte axial T1W1 com contraste

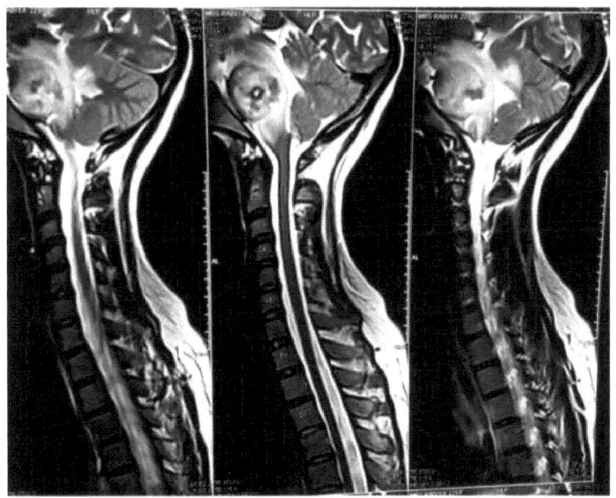

Fig 29: Imagem ponderada em T2 do cérebro e da coluna cervical em corte sagital

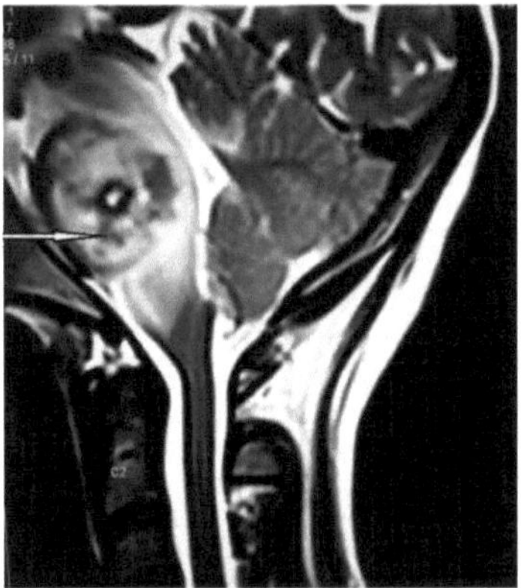

Fig.30: Vista sagital da imagem ponderada em T2 do cérebro e da coluna cervical

Foi efectuada uma espetroscopia MR de voxel único e múltiplo com colocação do voxel sobre a lesão do tronco cerebral (Figura 26). Mostrou um pico de lípidos/lactato levemente reduzido a 0,9-1,2 PPM, NAA ligeiramente reduzido a 2 PPM, CR reduzido a 3 PPM e colina elevada a 3,2 PPM com rácio CHO/NAA 1,2 -1,4 vezes.

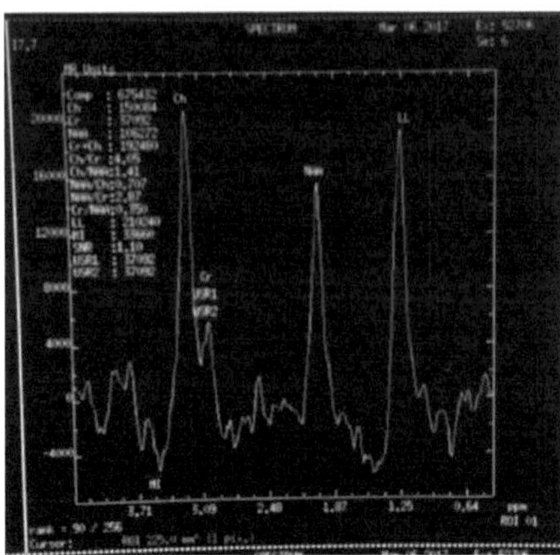

Fig.31: Espectroscopia MR da lesão do tronco cerebral

A imagem MT RATIO do cérebro revelou um rácio de transferência de magnetização (MTR) de 8,0 (Figura 32).

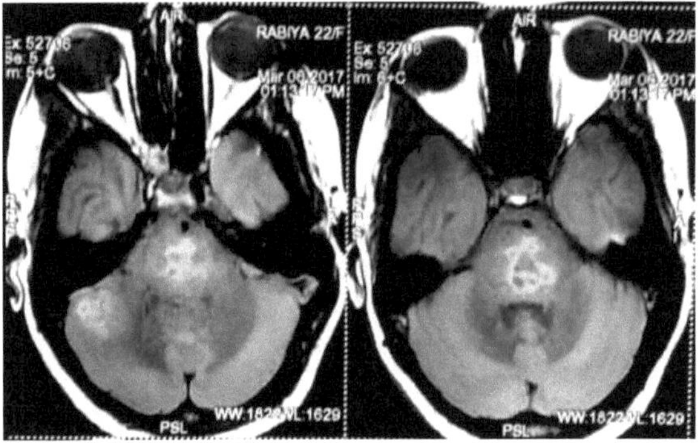

Fig.32: Imagem do rácio de transferência de magnetização da lesão do tronco cerebral

Foi tomada a decisão de tratar o caso através de tratamento médico conservador com base na apresentação clínica, na investigação hematológica (VHS) e nas investigações radiológicas.

Foram prescritos ao doente antiepilépticos (fenitoína), descongestionantes cerebrais como a acetazolamida, glicerol e esteróides (Dexametasona). A terapêutica anti-tuberculosa (TAT) consistiu em estreptomicina, isoniazida, rifampicina, pirazinamida e etambutol (SHRZE).

A doente começou a recuperar e a reduzir os sintomas com um bom prognóstico nos 2 dias seguintes ao início do tratamento. O seu estado clínico melhorou a cada dia que passava e teve alta ao fim de 15 dias. Prosseguiu o tratamento antituberculoso e foi aconselhada a fazer um seguimento após 1 mês e sempre que necessário.

Tuberculose da junção cranio-vertebral (junção CV)

Doente do sexo feminino, 18 anos, com história de dor cervical com 2 meses de duração. Ao exame clínico, não apresentava qualquer défice neurológico, exceto restrição dos movimentos do pescoço devido à dor. A radiografia da coluna cervical não revelou qualquer anomalia.

Foi aconselhada a realização de uma radiografia da junção craniovertebral, que incluiu uma vista de boca aberta, uma vista lateral em posição neutra, em flexão e em extensão.

A RM da coluna cervical revelou alterações da intensidade do sinal na massa lateral esquerda do atlas, no côndilo occipital ipsilateral com edema dos tecidos moles circundantes associado a uma pequena coleção nos músculos pré-vertebrais esquerdos. As imagens de contraste revelaram um realce da medula na massa lateral esquerda do atlas e no côndilo occipital adjacente, com um tecido mole flegmonoso heterogéneo mal definido, adjacente à articulação e também no tecido mole pré-dentário.

Este doente melhorou com o tratamento conservador com colar cervical, analgésicos e ATT.

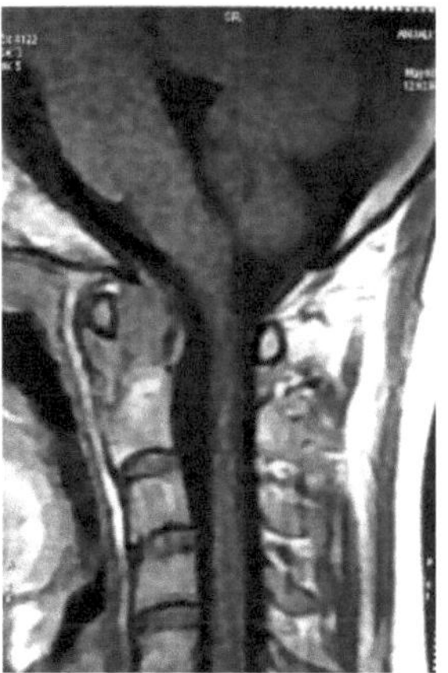

B

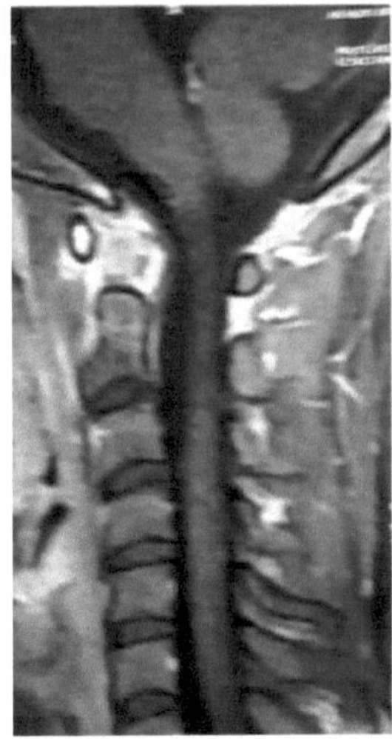

C

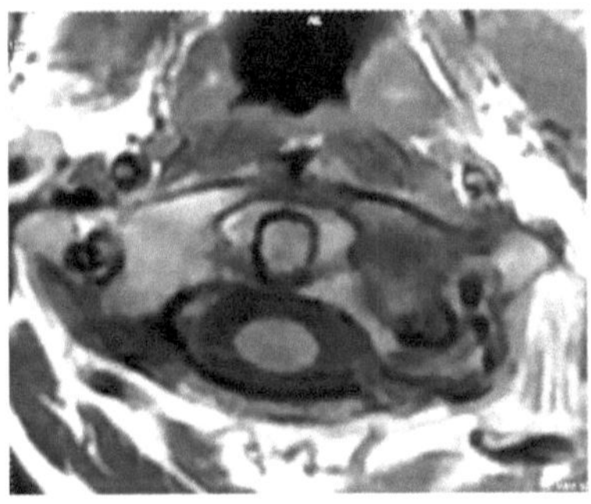

D

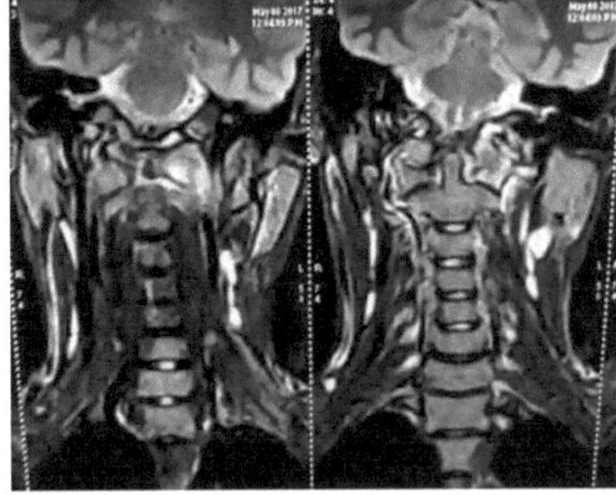

Fig. 33: Imagens de RM da junção cervicomedular que mostram alterações da intensidade do sinal na massa lateral do atlas e na região adjacente (A. Sagital T1, B. Sagital T1 com contraste, C. Axial e D. Vistas coronais

da RM da junção cervicomedular)

Referências

[Vinod K S Gautam (2016) Neuro-radiologia: uma nova investigação padrão-ouro para a gestão da tuberculose do sistema nervoso central. Revista internacional de medicina, 4 (1), 2016, 14-22

[2] Gautam VKS, Khurana S & Singh R (2013) Desafios diagnósticos e terapêuticos no tratamento cirúrgico da tuberculose do SNC. Revista Internacional de Medicina e Ciências da Saúde, Vol-2;Issue-2, 161-169.

[3] Girgis NI, Sultan Y, Farid Z, Mansour MM, Erian MW & Hanna LS (1998) Tuberculosis meningitis, Abbassia Fever Hospital-Naval Medical Research Unit No. 3.Cairo, Egito, de 1976 a 1996. American Journal of Tropical Medicine and Hygiene. 58(1), 28-34.

[4] Malik ZI, Ishtiaq O, Shah NH, Anwer F & Baqai HZ (2002) Analy-sis and outcome of 30 patients with Tuberculous Meningitis. Jornal Paquistanês de Investigação Médica, Vol.41 No.4, 137-141.

[5] Davis LE, Rastogi KR, Lambert LC & Skipper BJ (1993) tuberculous meningitis in the Southwest United States: a community based study. Neurology; 43(9):1775-8. http://dx.doi.org/10.1212/WNL.43.9.1775.

[6] Tariq M & Sheikh M (1994) Factores que afectam o resultado da meningite tuberculosa. J Surg; 8-9:16-8.

[7] Alsoub H (1998) Tuberculous meningitis: a clinical and laboratory study of 20 patients in Qatar. International Journal of Clinical Prac-tice. 52(5):3004.

[8] Venugopal K, Sreelatha PR, Philip S & Kumar V (2008) Treat-ment outcome of neurotuberculosis patients put on DOTS--an observation study from the field. Indian Journal of Tuberculosis. 55, 199-202

[9] Gautam VKS, Khurana S & Singh R (2013) Tuberculose Calvariana Primária (TCP) apresentando-se como abcesso frio do couro cabeludo: Um relato de dois casos. IOSR Journal of Dental and Medical Sciences (IOSR-JDMS), Volume 4, Edição 4, 14-

17. http://dx.doi.org/10.9790/0853-0441417.

[10] Gautam VKS & Singh R (2013) gestão cirúrgica da NeurotuberculoseRevisão do espetro radiológico. International Journal of Health.1 (1), 1-7. http://dx.doi.org/10.14419/ijh.v1i1.941.

[11] De Backer AI, Mortelé KJ, Vanschoubroeck IJ, Deeren D, Vanhoenacker FM, De Keulenaer BL, Bomans P & Kockx MM (2005) Tuberculose da coluna vertebral: Caraterísticas das imagens de TC e RM. JBR-BTR, 88 (2) 92-97

[12] Moore SL & Rafii M (2001) Imaging of musculoskeletal and spinal tuberculosis. Radiol Clin North America, 39, 329-342. http://dx.doi.org/10.1016/S0033-8389(05)70280-3.

[13] Gautam VKS, Srivastava A, Khare A, Singh R (2014) Tuberculoma do SNC que imita uma metástase cerebral. Revista internacional de medicina,2(2),68-70. http://dx.doi.org/10.14419/ijm.v2i2.3452.

[14] Trivedi R, Saksena S, Gupta RK (2009) Magnetic resonance imaging in central nervous system tuberculosis. The Indian Journal of Radiology & Imaging.19 (4), 256-265. http://dx.doi.org/10.4103/0971-3026.57205.

[15] Gupta RK, Gupta S, Singh D, Sharma B, Kohli A & Gujral RB (1994) MR imaging and angiography in tuberculous meningitis. Neuroradiology. 36:87-92. http://dx.doi.org/10.1007/BF00588066.

[16] Gupta RK, Kathuria MK & Pradhan S (1999) Magnetization trans-fer MR imaging in CNS tuberculosis. AJNR Am J Neuroradi-ol.20867-75.

[17] Gupta R (2002) Magnetization transfer MR imaging in central nervous system infections. Indian Journal Radiological Imaging. 1251-58.

[18] Bernaerts A, Vanhoenacker FM, Parizel PM, Van Goethem JW, Van Altena R, Laridon A, De Roeck J, Coeman V & De Schepper AM (2003) Tuberculose do sistema nervoso central: visão geral dos achados neurorradiológicos. Eur. Radiol. 13:1876-1890. http://dx.doi.org/10.1007/s00330-002-1608-7.

[19] Jinkins JR, Gupta R,. Chang KH & Rodriguez-Carbajal J (1995) MR imaging of

central nervous system tuberculosis. Radiol. Clin. N. Am. 33:771-786.

[20] Kioumehr F, Dadsetan MR, Rooholamini SA &. Au A (1994) Tuberculose do sistema nervoso central: MRI. Neuroradiology 36:93-96. http://dx.doi.org/10.1007/BF00588067.

[21] Offenbacher H, Fazekas F, Schmidt R, Kleinert R, Payer F, Kleinert G & Lechner H (1991) MRI in tuberculous meningoencephalitis: report of four cases and review of the neuroimaging lit-erature. J. Neurol. 238: 340-344. http://dx.doi.org/10.1007/BF00315335.

[22] Kumar R, Kohli N, Thavnani H, Kumar A & Sharma B (1996) Value of CT scan in the diagnosis of meningitis. Indian Pediatr. 33:465-468.

[23] Greenberg Mark S (2010) Handbook of Neurosurgery, 7ª Edição, Thieme

[24] Andronikou S & Wieselthaler N (2004) Modern imaging of tuber-culosis in children: thoracic, central nervous system and abdominal tuberculosis. Pediatr. Radiol. 34:861-875. http://dx.doi.org/10.1007/s00247-004-1236-2.

[25] Przybojewski S, Andronikou S & Wilmshurst J (2006) Critérios objectivos de TC para determinar a presença de realce basal anormal em crianças com suspeita de meningite tuberculosa. Pediatr. Radiol. 36:687-696. http://dx.doi.org/10.1007/s00247-006-0160-z.

[26] Kamra P, Azad R, Prasad KN, Jha S, Pradhan S & Gupta RK (2004) Infectious meningitis: prospective evaluation with magneti-zation transfer MRI. British Journal of Radiology, 77, 387-94. http://dx.doi.org/10.1259/bjr/23641059.

[27] Tandon PN, Bhatia R & Bhargava S (1988) "Tuberculous meningitis" In: Vinken PJ, Bruyn GW, Klawans HZ, editores. Handbook of Clinical Neurology (Manual de Neurologia Clínica). Vol 8. Amsterdam: Elsevier; 196-226.

[28] Singh I, Haris M, Husain M, Husain N, Rastogi M & Gupta RK (2008) Role of endoscopic third ventriculostomy in patients with communicating hydrocephalus: an evaluation by MR ventriculog-raphy. Neurosurgery Review, 31,319-325. http://dx.doi.org/10.1007/s10143-008-0137-5.

[29] Dastur DK, Lalitha VS, Udani PM & Parekh U (1970) The brain and meninges in tuberculous meningitis-gross pathology in 100 cases and pathogenesis. Neurology India.18, 86-100.

[30] Shukla R, Abbas A, Kumar P, Gupta RK, Jha S & Prasad KN (2008) Evaluation of cerebral infarction in tuberculous meningitis by diffusion weighted imaging. J Infect. 57, 298-306. http://dx.doi.org/10.1016/j.jinf.2008.07.012.

[31] Brismar J, Hugosson C, Larsson SG, Lundstedt C & Nyman R (1996) Tuberculose como um mimetizador de tumor cerebral. Ata Radiol; 37:496-505. [PubMed: 8688230]

[32] Goyal M, Sharma A, Mishra NK, Gaikwad SB & Sharma MC (1997). Aparência imagiológica da tuberculose paquimeníngea. AJR Am J Roentgenol, 169:1421 -4. [PubMed: 9353472] http://dx.doi.org/10.2214/ajr.169.5.9353472.

[33] Tandon PN & Pathak SN (1973) Tuberculose do sistema nervoso central. In: Spillane JD, editor. In Tropical Neurology. New York: Oxford University Press; 37 - 62.

[34] Gupta RK & Lufkin RB (2001) MR imaging and spectroscopy of central nervous system infection; in Tuberculosis and other non-tuberculous bacterial granulomatous infection. New York: Kluwer Academic, Plenum Publishers, 95-145 http://dx.doi.org/10.1007/b111688.

[35] Khoo JLS, Lau KY, Cheung CM & Tsoi TH (2003) Central Nervous System Tuberculosis. J HK Coll Radiol, 6, 217-228

[36] Bargallo J, Berenguer J, Garcia-Barrionuevo J, Ubeda B, Bargallo N, Cardenal C & Mercader JM (1996) O "sinal do alvo": é um sinal específico de tuberculoma do SNC? Neuroradiology 38:547-550. http://dx.doi.org/10.1007/BF00626095.

[37] Poptani H, Gupta RK, Roy R, Pandey R, Jain VK & Chhabra DK (1995) Characterization of intracranial mass lesions with in vivo proton MR spectroscopy. AJNR Am J Neuroradiol; 16:1593-603.

[38] Gupta RK, Jena A, Singh AK, Sharma A, Puri V & Gupta M (1990) Role of

magnetic resonance (MR) in the diagnosis and man-agement of intracranial tuberculomas. Clin Radiol; 41:120-7. http://dx.doi.org/10.1016/S0009-9260(05)80143-6.

[39] Gupta RK, Pandey R, Khan EM, Mittal P, Gujral RB & Chhabra DK (1993) tuberculomas intracranianos: Correlação da intensidade do sinal de RM com a histopatologia e a espetroscopia de protões localizada. Magn Reson Imaging; 11:443-9. http://dx.doi.org/10.1016/0730-725X(93)90079-S.

[40] Gupta RK, Poptani H, Kohli A, Chhabra DK, Sharma B & Gujral RB (1995) Espectroscopia de ressonância magnética de protões localizada in vivo de tuberculomas intracranianos. Indian J Med Res; 101:19-24.

[41] Gupta RK, Roy R, Dev R, Husain M, Poptani H, Pandey R, Kishore J & Bhaduri AP (1996) Finger printing of Mycobacterium tubercu-losis in patients with intracranial tuberculomas by using in vivo, ex vivo, and in vitro magnetic resonance spectroscopy. Magn Reson Med; 36:829-33. http://dx.doi.org/10.1002/mrm.1910360605.

[42] Gupta RK & Roy R (1999) MR imaging and spectroscopy of intra-cranial tuberculoma. Current Sci; 76:783-8.

[43] Whitener DR (1978) Abscesso cerebral tuberculoso. Relato de um caso e revisão da literatura. Arch Neurol; 35, 148-85 http://dx.doi.org/10.1001/archneur.1978.00500270030007.

[44] Farrar DJ, Flanigan TP, Gordon NM, Gold RL, Rich JD (1997) Abcesso cerebral tuberculoso num doente com infeção por VIH: relato de caso e revisão. Am J Med; 102:297-301? [PubMed: 9217600] http://dx.doi.org/10.1016/S0002-9343(97)00386-0.

[45] Gupta RK, Vatsal DK, Husain N, Chawla S, Prasad KN, Roy R, Jha D & Husain M (2001) Differentiation of tuberculous from pyogenic brain abscesses with in vivo proton MR spectroscopy and magneti-zation transfer MR imaging. AJNR Am J Neuroradiol; 22:1503-9.

[46] Gautam VKS, Singh R & Khurana S (2013) Tuberculose do tronco encefálico que

se apresenta como acidente vascular cerebral. IOSR Journal of Dental and Medical Sciences (IOSR-JDMS). Volume 4, Edição 6, 18-19.

[47] Gautam VKS, Singh R & Khurana S (2013) Anormalidade comportamental transitória após lesão do esplénio do corpo caloso durante a cirurgia de derivação ventriculoperitoneal. IOSR Journal of Dental and Medical Sciences (IOSR-JDMS).Volume 5, Edição 1, 26-29.

[48] VKS Gautam, Singh R & Khurana S (2014) Hidrocefalia tratada com cirurgia de derivação VP: uma auditoria clínica. International Journal of Health.2 (2), 26-29. http://dx.doi.org/10.14419/ijh.v2i2.2849.

[49] VKS Gautam, Singh R & Khurana S (2014) Revisão da hidrocefalia: experiência pessoal de um neurocirurgião com tratamento de shunts ventriculoperitoneais. Revista Internacional de Saúde.2 (2) 2014, 56-59.

[50] Ersahin M, Hakan T, Ayan E, Berkman Z, Ekinci O, Ceran N & Vardar Aker F (2010) Papel diagnóstico e terapêutico da cirurgia estereotáxica guiada por TC no tratamento de tuberculomas intracranianos. Turkish neurosurgery, Vol: 20, No:3,295-302

[51] Relatório do Meiacal Research Council Tuberculosis and Chest disease Unit (1980) National Suvey of tuberculosis notifications in Englnd and Wales 1978-79, Br. Med J; 281: 895-898.

[52] Gupta KB, Kumar A, Sen R, Sen J &Verma M (2007) Role of ltrasonography and computed tomography in complicated cases of tuberculous cervical lymphadenitis. Indian Journal of Tuberculosis, 54;71-78.

[53] Gulati Y & Gupta R (2005) Operative treatment of tuberculosis of dorsal and lumbar spine Apollo Medicine, June, Vol. 2, No. 2, 96-100.

[54] Kumar R (2005), Spinal tuberculosis: with reference to the children of northern India. Childs Nervous System. Jan, 21(1), 19-26. http://dx.doi.org/10.1007/s00381-004-1029-9.

[55] Murphy KJ, Brunberg JA, Quint DJ & Kazanjian PH (1998) Spinal cord infection:

myelitis and abscess formation. AJNR Am J Neuro-radiol; 19:341-8. [PubMed: 9504492]

[56] Sharif HS, Aabed MY, Haddad MC (1992) "Magnetic resonance imaging and computed tomography of infectious spondylitis" In: Bloem JL, Satoris DJ, editores. MRI and CT of the musculoskeletal system: a text atlas. Baltimore: Williams and Wilkins; 1992. pp. 580-602.

[57] Brooks WD, Fletcher AP & Wilson RR (1954) Spinal cord compli-cations of tuberculous meningitis; a clinical and pathological study. Q J Med; 23:275-90. [PubMed: 13194846]

[58] Aiimsnets.org/ Cirurgia da coluna vertebral

[59] Jaiswal AK, Jaiswal S, Gupta SK, Singh Gautam VK & Kumar S (2006) Intramedullary tuberculoma of the conus. J Clin Neurosci., Oct; 13(8):870-2. http://dx.doi.org/10.1016/j.jocn.2005.11.032.

[60] Gautam S, Gautam VKS (2016) Tuberculose espinhal num caso de meningite tuberculosa com hidrocefalia. Revista Internacional de Medicina, 4 (2), 2016, 46-48.

CAPÍTULO 5

TRATAMENTO DA TUBERCULOSE DO CÉREBRO E DA COLUNA VERTEBRAL

Os objectivos do tratamento da TB são a cura, a redução da transmissão, a prevenção da recaída, o desenvolvimento de resistência aos medicamentos, as sequelas tardias e a morte. O reconhecimento precoce da tuberculose do SNC é de extrema importância, porque o resultado clínico depende muito da fase em que a terapêutica é iniciada. O tratamento da tuberculose pulmonar e extrapulmonar, incluindo a tuberculose do SNC, é praticamente o mesmo, com exceção da duração da terapêutica e da adição de esteróides e de outros tratamentos e intervenções de apoio, dependendo do tipo patológico e do local anatómico de envolvimento.

Deve ser planeado um trabalho pormenorizado para todos os doentes com tuberculose do SNC.

Marais S et al propuseram os critérios de diagnóstico para a classificação de meningite tuberculosa definitiva, provável e não tuberculosa.[2] A definição de caso é efectuada através de uma pontuação ponderada.

1) Tuberculose provável

Igual ou superior a 10 (sem radiologia)

Igual ou superior a 12 (radiologia)

2) Possível tuberculose

6-9 (sem radiologia)

6-12 (radiologia)

	Pontuação de diagnóstico
Critérios clínicos	(Pontuação máxima da categoria=6)
Duração dos sintomas superior a 5 dias	**4**
Sintomas sistémicos sugestivos de tuberculose (um ou	**2**

mais dos seguintes: perda de peso (ou fraco aumento de peso nas crianças), suores noturnos ou tosse persistente durante mais de 2 semanas Antecedentes de contacto próximo recente (no último ano) com um indivíduo com TB pulmonar ou uma prova tuberculínica ou IGRA positiva (apenas em crianças com menos de 10 anos de idade)	**2** **1**
Défice neurológico focal (exceto paralisias dos nervos cranianos) Paralisia do nervo craniano Consciência alargada	**1** **1**
Critérios CSF	(Pontuação máxima da categoria=4)
Aspeto claro	1
Células: 10-500 microl	1
Predominância de linfócitos (.50%)	1
Concentração de proteínas superior a 1 g/L	1
Rácio liquor/plasma inferior a 50% ou um valor absoluto de liquor concentração de glucose inferior a 2,2 mmol/L	1
Critérios de imagiologia cerebral	(Pontuação máxima da categoria=6)
Hidrocefalia	1
Realce da meninge basal	2
Tuberculoma	2
Infarto	1
Hipertrofia basal pré-contraste	2
Evidência de TB noutro local	(Pontuação máxima da categoria=4)
Radiografia do tórax sugestiva de TB ativa: sinais de TB-2, TB-4 miliar Provas de TC/RM / ultra-sons para TB fora do SNC	2/4 2
AFB identificado ou Mycobacteriumtuberculosis cultivado noutra fonte - ou seja, expetoração, nódulo linfático, lavagem gástrica, urina, hemocultura	4
NAAT comercial positivo para M tuberculosis a partir de uma amostra extra-neural	4
Exclusão de diagnósticos alternativos Um diagnóstico alternativo deve ser confirmado microbiologicamente (por coloração, cultura ou NAAT, quando apropriado), serologicamente (por exemplo, sífilis) ou histopatologicamente (por exemplo, linfoma). A lista de diagnósticos alternativos que devem ser considerados, dependendo da idade, do estado imunitário e da região geográfica, inclui meningite bacteriana piogénica, meningite criptocócica, meningite sifilítica, meningo-encefalite viral, malária cerebral, meningite parasitária ou eosinofílica (Angiostrongylus cantonesis, Gnathostoma spingerum, toxocarisis, cisticercose), toxoplasmose cerebral e abcesso cerebral bacteriano (lesão que ocupa espaço na imagiologia cerebral e malignidade (por exemplo, doença de Parkinson).g., linfoma)	

Todos os doentes que se suspeite sofrerem de tuberculose da coluna vertebral ou do crânio devem receber a devida atenção. O valor da recolha da história clínica e do exame sistémico é imenso.

A. ***HISTÓRIA***

1. Nome/idade/sexo

2. Número do ficheiro do processo

3. Nível de educação/estatuto socioeconómico

4. Queixas clínicas principais (anorexia, perda de peso, cefaleias, vómitos, febre, perda de consciência ou alteração do sensório, problemas visuais, convulsões, dores no pescoço, vertigens, ataxia, paresia dos nervos cranianos ou espinais, paresia dos membros, envolvimento da bexiga e dos intestinos, rigidez dos membros)

5. Duração da doença, progressão

6. Em crianças: Aumento da cabeça, historial de atrasos

7. História de doença anterior e tratamento recebido

8. História de contacto próximo com um doente tuberculoso, história familiar e tipo de doença

B. ***EXMINAÇÃO CLÍNICA***

1. *Exame geral: Pressão sanguínea, pulso, temperatura, palidez, linfadenopatia, iterícia, qualquer inchaço ou descarga sinusal*

2. *Exame sistémico, incluindo exame do sistema respiratório, do sistema cardiovascular (para excluir pericardite e derrame pericárdico), do abdómen*

3. *Exame da função mental ou sensorial superior ou GCS, , Rigidez do pescoço*

4. *Exame dos nervos cranianos, incluindo visão, exame do fundo do olho (papiledema, atrofia ótica), pupilas*

5. *Potência nos membros [escala MRC], Tónus (espasticidade), Reflexos nos membros*

6. Exame neurológico com a utilização do sistema de classificação de Frankel [O grau A indica uma lesão completa da medula espinal. O grau B é atribuído a uma lesão da espinal medula apenas com a presença de sensibilidade. O grau C é atribuído a uma lesão com a presença de função motora, mas não útil. O grau D foi atribuído a uma lesão com função motora útil. O grau E corresponde a uma lesão sem impacto na função neurológica].

7. Qualquer deformidade da coluna vertebral, como cifose, gibosidade

C. **INVESTIGAÇÕES**

1. *FNAC do gânglio linfático palpável*

2. *Exame do esputo para deteção de AFB e para cultura e sensibilidade*

3. *Análises sanguíneas, incluindo hemoglobina, TLC, DLC, PCV, MCV, ESR, LFT,*

4. *ELISA, PCR, ADA, ácido tuberculostearico* podem ser aconselhados quando não há possibilidade de obter um material como LCR, pus ou tecido de granulação para exame e confirmar o diagnóstico, por exemplo, um pequeno granuloma na área eloquente do cérebro

5. *Teste de Montoux*

6. *LCR para citologia e bioquímica, cultura e sensibilidade, PCR, NAA,*

7. *Pus ou tecido de granulação para AFB, cultura e sensibilidade, PCR e exame histopatológico*

8. Investigações radiológicas: Radiografia do tórax (PA), tomografia computorizada e/ou ressonância magnética com contraste de ressonância magnética, MTSE e espetroscopia de ressonância magnética, MTR, PET CT ou PET MR

D. **ACOMPANHAMENTO DO DOENTE DURANTE A HOSPITALIZAÇÃO**

1. Avaliação do doente em relação a qualquer efeito secundário ou toxicidade da ATT ou do esteroide. Para evitar um ligeiro desconforto gastrointestinal, podem ser aconselhados antiácidos, ranitidina ou pantroprazol. As náuseas associadas a desconforto gastrointestinal devem ser tratadas com uma combinação de Pantoprazol com Domperidona.

2. O doente deve ser monitorizado para detetar iterícia e, se houver iterícia, deve ser aconselhada a realização de testes de função hepática. É de esperar uma ligeira elevação da AST e da ALT, mas se se verificar um aumento do nível de bilirrubina, a ATT deve ser modificada e o medicamento agressor deve ser suspenso nesta fase.

E. **ACOMPANHAMENTO DO DOENTE DURANTE A HOSPITALIZAÇÃO APÓS A ALTA HOSPITALAR**

1. O período de acompanhamento precoce é muito importante para o tratamento. O aparecimento de sintomas e sinais de agravamento deve ser investigado exaustivamente. A deterioração do estado clínico do doente não significa necessariamente que a TCA não esteja a funcionar. A resposta paradoxal foi descrita na literatura. Os exames de função hepática, VHS e radiológicos ajudam no acompanhamento precoce.

2. O estado clínico do doente é o melhor guia. Se o doente estiver a melhorar clinicamente e não houver iterícia, mencionar o estado clínico do doente no registo da DO, medir o peso do doente e continuar com toda a medicação durante dois meses. Não é necessária qualquer investigação radiológica num doente com melhoria clínica até aos primeiros dois meses.

3. Acompanhamento a longo prazo

A avaliação do doente após um período de dois meses é muito importante. Se o doente estiver a melhorar clinicamente, a fase intensiva composta por um regime de quatro medicamentos terminou e deve ser alterada para um regime de dois medicamentos composto apenas por isoniazida e rifampicina. O estado clínico e o peso do doente, bem como a VHS, devem ser mencionados no registo, não sendo necessária qualquer investigação radiológica.

Proforma para o trabalho clínico e de diagnóstico e para o acompanhamento de um doente com tuberculose do cérebro e da coluna vertebral.

O tratamento antituberculoso deve ser iniciado nos doentes suspeitos de terem tuberculose para prevenir a disseminação da doença e evitar os casos de elevada morbilidade e mortalidade da tuberculose do SNC. No entanto, após o início do TCA empírico, há menos probabilidades de encontrar microscopia e cultura positivas para AFB e maior risco de desenvolver MDR. No entanto, a decisão sobre o início do TCA deve ser tomada para cada doente numa fase adequada da doença, com base na história, nos achados clínicos e na gravidade da doença, na TAC e na RMN precoces com contraste e em qualquer outra investigação relevante.

O atraso no início da TAT na TB do SNC está fortemente associado a sequelas e morbilidade neurológicas. A baixa sensibilidade e especificidade dos testes de diagnóstico atualmente disponíveis obriga ao início da terapêutica anti-tuberculosa empírica em muitos doentes com suspeita de TB no SNC. De acordo com a OMS, os novos doentes com TB pulmonar devem receber um regime com 6 meses de rifampicina (2 HRZE/4 HR). Esta recomendação da OMS também se aplica à TB extrapulmonar, exceto à TB do sistema nervoso central, dos ossos ou das articulações, para a qual se sugere uma terapêutica mais prolongada. Sempre que possível, a frequência de dosagem ideal para os novos doentes com TB pulmonar é diária durante todo o curso da terapêutica. No caso de doentes com TB pulmonar com baciloscopia positiva tratados com terapêutica de primeira linha, pode ser efectuada uma baciloscopia da expetoração após a conclusão da fase intensiva do tratamento. Se o resultado for positivo, a fase intensiva pode ser continuada durante mais um mês e, no final de 3rd meses, é efectuada a análise. Se o esfregaço for positivo, deve ser efectuada uma cultura de expetoração e um teste de sensibilidade aos medicamentos (DST).

As amostras para cultura e DST devem ser obtidas de todos os doentes com TB previamente tratados no início ou antes do início do tratamento. A DST deve ser efectuada para, pelo menos, a isoniazida

ou rifampicina. A DST pode ser efectuada por métodos rápidos ou de base molecular ou por métodos convencionais. Deve obter-se expetoração, bem como uma amostra adequada para a TB extrapulmonar, dependendo do local da doença. No entanto, a obtenção de amostras para cultura e DST não deve atrasar o início do tratamento. A terapêutica empírica deve ser iniciada de imediato, especialmente se o doente estiver gravemente doente ou se a doença estiver a progredir rapidamente. No caso de estar disponível uma DST rápida de base molecular, os resultados devem orientar a escolha do regime.[1]

Embora a cultura e o exame histopatológico sejam recomendados para a TB extrapulmonar, nos casos de TB no cérebro e na espinal medula, a amostra patológica pode não estar disponível em todos os casos. Assim, na maioria dos casos de TB do SNC, deve ser iniciada uma TCA empírica com base na apresentação clínica, nos achados radiológicos e nas investigações laboratoriais.

A terapêutica de primeira linha inclui HRZE ou SHRZE

H: Isoniazida (num doente de 60 kg, a **5 mg/kg**, um comprimido de 300 mg de isoniazida, uma vez por dia), **R:** Rifampicina (num doente de 60 kg, a **10 mg/kg**, uma cápsula contendo 600 mg de rifampicina, uma vez por dia, administrada com o estômago vazio, cerca de 30 minutos a 45 minutos antes do pequeno-almoço da manhã),

A rifabutina é uma nova molécula que é prescrita como substituto da rifampicina (5 mg/kg),

Z: Pirazinamida (aproximadamente **25 mg/kg-** Num doente de 60 kg, são administrados 750 mg de comprimidos de Pyrizimade duas vezes por dia (750 mg bd ou 1,5 gramas por dia)

E: O etambutol (cerca de **15 mg/kg**, o comprimido de etambutol pode ser tomado ao almoço e o comprimido de 800 mg, uma vez por dia, é adequado para um adulto de 60

kg de peso.

S: Estreptomicina (aproximadamente **15 mg/kg/dia**) - num doente de 60 kg, prescreve-se diariamente 0,75 g ou 1 g de estreptomicina injetável durante os 2 meses iniciais da fase intensiva.

A terapêutica anti-tuberculosa deve ser iniciada com qualquer indício de tuberculose em qualquer parte do corpo. Deve ser iniciada uma fase intensiva de quatro medicamentos, constituída por isoniazida, rifapicina, etambutol e pirizinamida com piridoxina, que pode ser modificada em função dos resultados do TSA.

Se houver um envolvimento neurológico grave, deve ser adicionado um esteroide como a dexametasona ou a prednisolona. Esta deve ser administrada durante um mês e depois deve ser reduzida gradualmente. O regime recomendado é a dexametasona numa dose inicial de 8 mg/dia para crianças com peso inferior a 25 kg e de 12 mg/dia para crianças com peso igual ou superior a 25 kg e para adultos.[3] A dose inicial é administrada durante 3 semanas e depois diminuída gradualmente durante as 3 semanas seguintes. Diminui o edema cerebral, a neuroprotecção e previne aderências, hidrocefalia ou enfarte.

Dependendo de outros sintomas do doente, podem ser prescritos antiepilépticos, analgésicos, baclofeno, antieméticos ou antiácidos juntamente com a ATT.

Uma cápsula contendo uma combinação de 300 mg de isoniazida e 450 mg de rifampicina é fácil de tomar com o estômago vazio cerca de 45 minutos antes do pequeno-almoço. Uma vez que a gastrite é um efeito secundário frequente da ATT, pode ser prescrito um antiácido no início do tratamento. Os doentes, especialmente as crianças, devem ser encorajados a comer alimentos saborosos. Uma vez que os familiares aconselham os doentes a mudar os seus hábitos alimentares imediatamente após o diagnóstico de tuberculose, isso aumenta ainda mais a sua ansiedade e a dor de estômago. Embora um estilo de vida saudável seja bom para o doente, os cuidadores demasiado preocupados, os mitos e o estigma associados à TB podem aumentar a ansiedade do doente. Assim, o doente deve ser encorajado a tomar os medicamentos antituberculosos regularmente, mas ao mesmo tempo deve ser encorajado a manter um estilo de vida normal. A maioria dos doentes com TB no SNC tem baciloscopia negativa e, com o início do tratamento no prazo de 2 semanas, quase não correm o risco de propagar a doença a outras pessoas.

Uma vez que a isoniazida é conhecida por causar neuropatia periférica, a suplementação de piridoxina é administrada juntamente com a ATT. Um exemplo é o Tablet Beandon (40 mg de piridoxina), disponível no mercado e cuja dose é prescrita uma vez por dia. Mas, como a hepatotoxicidade é também um efeito secundário da ATT, a suplementação com complexo B pode também ser aconselhada em vez de apenas um comprimido contendo piridoxina.

Rx

1. *Cap R-cinex (450/300) 1 cápsula uma vez por dia 45 minutos antes do pequeno-almoço (a tomar com o estômago vazio)*

Esta cápsula contém isoniazida e rifampicina. A dosagem de isoniazida é de 300 mg e a dosagem de rifampicina é de 450 mg numa cápsula. A rifampicina provoca uma descoloração amarelada da urina, pelo que o doente não deve preocupar-se com este problema.

2. Comprimido Combutol 1 comprimido uma vez por dia à hora do almoço

Este comprimido contém 800 mg de Etambutol.

3. Comprimido P-zide 750 mg duas vezes por dia

Cada comprimido contém 750 mg de pirazinamida

4. Comprimido Benadon 40 mg 1 comprimido uma vez por dia

Cada comprimido contém 40 mg de piridoxina.

5.Injeção Estreptomicina 750 mg uma vez por dia por via intramuscular profunda

6. injeção ou comprimido Dexametasona 4 mg de 8 em 8 horas, por via intravenosa ou oral, dependendo do estado clínico do doente

A injeção ou o comprimido de dexametasona pode causar gastrite e edema corporal generalizado. Mas reduz o edema cerebral e deve ser adicionada à ATT sempre que houver um envolvimento neurológico grave, como TBM, aracnoidite, paraplegia, etc.

7. injeção Ranitidina 50 mg intravenosa de 8 em 8 horas ou comprimido Ranitidina 150 mg duas vezes

um dia

Em vez de Ranitidina, pode ser prescrito Pantprazol 40 mg uma vez por dia. Destina-se a prevenir a gastrite causada pela Dexametasona ou pela ATT.

8.Comprimidos Baclofeno 10 mg três vezes por dia

O baclofeno é administrado por via oral durante o acompanhamento de um doente com paraplegia. Diminui a espasticidade. Atualmente, estão disponíveis no mercado formulações de Baclofeno uma vez por dia, como Liofen XL ou Baclof OD 30 mg, que podem ser administradas a um doente que apresente espasticidade dos membros.

INVESTIGAÇÕES

Radiografia do tórax em PA, esputo para pesquisa de AFB e cultura, hemograma, incluindo VHS, TFK e TFL, qualquer outra investigação relevante para cada caso, dependendo do diagnóstico provisório, dos diagnósticos diferenciais e de qualquer co-morbilidade associada.

Uma prescrição típica de um doente adulto com tuberculose do cérebro ou da coluna vertebral com compromisso neurológico

Tanto a isoniazida como a pirazinamida atravessam facilmente a BHE [4-7] , e a isoniazida continua a ser a espinha dorsal do tratamento da TBM. A rifampicina e o etambutol têm uma penetração significativamente menor no SNC,[4,6] embora continuem a desempenhar um papel importante no tratamento da tuberculose do SNC.[8]

É necessário efetuar um exame clínico completo nos doentes que não apresentam melhorias apesar de tomarem regularmente TCA ao fim de dois meses. Nesta fase, o neurocirurgião pode sentir-se constrangido devido à falta de sensibilidade ao medicamento, se esta questão não tiver sido tratada na fase inicial. Mais uma vez, isto realça a importância de obter LCR, pus ou tecido de granulação ou outro material de biópsia e a sua cultura e sensibilidade (teste de suscetibilidade aos fármacos) na fase inicial e de iniciar ou modificar a ATT de acordo com a DST.

Terapia anti-tuberculosa de segunda linha A terapia da tuberculose MDR deve ser considerada se houver uma história de tratamento prévio da tuberculose, contacto com um doente com tuberculose MDR ou uma resposta clínica fraca à terapia de primeira linha para a tuberculose no prazo de 2 semanas, apesar de um diagnóstico firme e de uma adesão adequada ao tratamento. Tal como o tratamento da TBM padrão, sem ensaios controlados, o tratamento da TBM MDR baseia-se em grande parte na experiência no tratamento da tuberculose pulmonar MDR, que, por si só, carece de apoio suficiente baseado em provas.[9] Os agentes de segunda linha, como os aminoglicosídeos, só penetram na BHE na presença de meninges inflamadas, e as fluoroquinolonas, embora capazes de penetrar no SNC, têm níveis no LCR mais baixos do que no soro ou no parênquima cerebral.[10,11] Com o aparecimento da tuberculose extensivamente resistente (XDR) (definida pela resistência à isoniazida, rifampicina, fluoroquinolonas e capreomicina, canamicina ou amicacina), mesmo estes agentes de segunda linha serão ineficazes. Os agentes de segunda linha, como a etionamida (que é estruturalmente semelhante à isoniazida) e a cicloserina, têm boa penetração no SNC e podem estar entre os únicos agentes disponíveis para começar a construir um regime de tratamento para a TBM XDR.

Pormenor da segunda linha ATT

	Tipos de medicamentos	Nome dos medicamentos
Grupo 1	Agentes orais de primeira linha	Pirazinamida (Z), Etambutol (E), Rifabutina (Rfb)
Grupo 2	Agentes injectáveis	Canamicina (Km), Amicacina (Am), Capreomicina (Cm), Estreptomicina (S)
Grupo 3	Flouroquinolonas	Levofloxacina (Lfx), Moxifloxacina (Mfx), Ofloxacina (OfX)
Grupo 4	Oralbacteriostático agentes de segunda linha	Ácido para-aminossalicílico (PAS), Cicloserina (Cs), Terizidona (Trd), Etionamida (Eto), Protionamida (Pto)
Grupo 5	Agentes com papel pouco claro no tratamento da TB resistente aos medicamentos	Clofazimina, linezolida (Lzd), amoxicilina/linha/clavulanato (Amx/Clv), tio-actazona (Thz), imipenem/cilastatina (I pm/Cln), isoniazida em dose elevada (H em dose elevada), claritromicina (Clr)

Relatório da OMS, 2010

A nível mundial, a TB-MDR representa 5% de todos os doentes com tuberculose, 3,5% dos novos casos e 20,5% dos casos de retratamento. A TB resistente aos medicamentos pode dever-se a uma mutação genética que torna um medicamento ineficaz contra os bacilos mutantes. Pode dever-se a uma infeção primária com estirpes resistentes aos medicamentos ou pode desenvolver-se durante o tratamento, principalmente devido a um tratamento inadequado. A meningite tuberculosa MDR está a surgir em todo o mundo e é difícil de diagnosticar e tratar. É necessário rever a TBMDR nas infecções meníngeas.[12-16] O diagnóstico clínico da TBM é difícil, uma vez que as caraterísticas clínicas são inespecíficas e muito variáveis, sendo muitas vezes diagnosticada quando já ocorreu uma lesão cerebral.[17-19] A hidrocefalia é uma sequela comum da meningite tuberculosa e está quase sempre presente em doentes que tiveram a doença durante quatro a seis semanas. A hidrocefalia é o motivo mais frequente de referenciação neurocirúrgica em doentes com TBM. Pode ser do tipo comunicante ou do tipo obstrutivo. A hidrocefalia do tipo comunicante é a complicação mais comum num doente com meningite tuberculosa.[20]

A tomografia computadorizada com contraste ou a ressonância magnética do cérebro são os exames de imagem de escolha, pois fornecem informações adequadas sobre o tamanho dos ventrículos, infiltrações subependimárias, presença de infartos e tuberculomas e presença de exsudatos basais. O tratamento da hidrocefalia pode incluir terapêutica médica com agentes desidratantes e esteróides e tratamento cirúrgico com dreno ventricular externo, cirurgia de derivação ventrículo-peritoneal ou terceira ventriculostomia endoscópica.[21] A TB do sistema nervoso central requer uma terapêutica mais prolongada, de preferência durante um ano. Para qualquer novo caso de TB do SNC, aconselha-se que a fase de iniciação (IP) de dois meses contenha quatro fármacos (HRZE) e a fase de continuação (CP) de 10 meses contenha dois fármacos (HR). A fase de continuação com três fármacos (HRE) como regime diário só deve ser administrada em países com elevados níveis de resistência à isoniazida em novos doentes com TB e onde o teste de suscetibilidade à isoniazida em novos doentes não é efectuado (ou os resultados não estão disponíveis) antes do início da fase de continuação. Sempre que possível, a frequência de dosagem ideal é diária durante todo o curso da terapia. A dosagem diária pode ajudar a prevenir a resistência adquirida aos medicamentos em doentes com TB que iniciam o tratamento com resistência à isoniazida.[1] O tratamento adjuvante com corticosteróides (Dexametasona ou Prednisolona) deve ser administrado pelo menos durante um mês em casos graves de TB do SNC.[19,22]

A intervenção neurocirúrgica está reservada para o tratamento das complicações tardias da doença do SNC, como a hidrocefalia ou o envolvimento neurológico da doença de Pott (tuberculose espinal).

Os doentes cujo tratamento anterior falhou têm uma elevada probabilidade de MDR. Os doentes cujo tratamento anterior falhou devem, por conseguinte, receber um regime empírico de MDR. As novas diretrizes da OMS sublinharam o valor do teste de sensibilidade aos medicamentos (TSA) no início da terapêutica para todos os doentes previamente tratados, com o objetivo de encontrar e tratar a TB multirresistente (TB-MDR). O regime de retratamento com medicamentos de primeira linha (anteriormente designado regime de "categoria 2") é ineficaz na TB-MDR; é, por conseguinte, fundamental detetar prontamente a TB-MDR para que se possa iniciar um regime eficaz.

As amostras para cultura e teste de suscetibilidade aos medicamentos (TSA) devem ser obtidas de todos os doentes com TB previamente tratados no início ou antes do início do tratamento. O TSA deve ser efectuado, pelo menos, para a isoniazida e a rifampicina.[1]

Idealmente, a utilização de medicamentos nos doentes deve ser feita de acordo com o teste de sensibilidade aos medicamentos da estirpe isolada do doente, uma vez que os medicamentos de segunda linha são menos potentes, mais tóxicos e muito mais caros. Inicialmente, no momento da apresentação, é extremamente difícil suspeitar clinicamente de TB-MDR-CNS, exceto se houver história de contacto com um doente com TB-MDR.[14]

Uma vez que se sabe que os medicamentos utilizados no tratamento da TB-MDR produzem efeitos adversos, é essencial efetuar uma avaliação pré-tratamento e um aconselhamento adequados. A avaliação pré-tratamento incluirá uma história detalhada e um exame clínico, peso, altura, hemograma completo, incluindo ESR, açúcar no sangue para despistar a diabetes mellitus; testes de função hepática (LFT), ureia no sangue e S. Creatinina para avaliar a função renal (KFT), níveis de TSH para avaliar a função tiroideia, aconselhamento e testes de VIH, exame de urina - de rotina e microscópico, teste de gravidez (para todas as mulheres em idade fértil) e radiografia do tórax (vista póstero-anterior), USG do abdómen, TAC ou RMN do cérebro ou da coluna vertebral.

Os doentes devem ser regularmente examinados quanto ao seu estado clínico e reacções adversas, se for caso disso. Para o tratamento MDR, os medicamentos anti-TB são agrupados de acordo com a eficácia, a experiência de utilização e a classe de medicamentos. Todos os medicamentos anti-TB de primeira linha estão no Grupo-1, exceto a estreptomicina, que está classificada com os outros agentes injectáveis no Grupo 2. Todos os medicamentos dos Grupos 2-5 (exceto a estreptomicina) são medicamentos de segunda linha, ou de reserva.

Os medicamentos do grupo 1 são os mais potentes e mais bem tolerados. Se houver boas provas laboratoriais e história clínica que sugiram que um medicamento deste grupo é eficaz, deve ser utilizado. Todos os doentes devem receber um agente injetável do Grupo 2 se a suscetibilidade for documentada ou suspeita. Entre os aminoglicosídeos, a canamicina ou a amicacina é a primeira escolha de agente injetável, dadas as elevadas taxas de resistência à estreptomicina na TB resistente. Além disso, estes dois agentes são pouco dispendiosos, causam menos ototoxicidade do que a estreptomicina e têm sido amplamente utilizados no tratamento da TB resistente.

Todos os doentes devem receber medicamentos do Grupo 3 se a estirpe de M. tuberculosis for suscetível ou se se pensar que o agente é eficaz. Uma das fluoroquinolonas de geração superior, como a levofloxacina ou a moxifloxacina, é a fluoroquinolona de eleição.

Do Grupo, 4 A etionamida (ou protionamida) é frequentemente adicionada ao regime de tratamento devido ao seu baixo custo. Se o custo não for uma restrição, o ácido p-aminossalicílico (PAS) pode ser adicionado primeiro. Quando são necessários dois agentes, pode acrescentar-se a cicloserina. Uma vez que a combinação de etionamida (ou protionamida) e PAS provoca frequentemente uma elevada incidência de efeitos secundários gastrointestinais e hipotiroidismo, estes agentes são normalmente utilizados em conjunto apenas quando são necessários três agentes do Grupo 4: etionamida (ou protionamida), cicloserina e PAS. A trazodona pode ser utilizada em vez da cicloserina e presume-se que seja igualmente eficaz.

O grupo 5 inclui agentes com um papel pouco claro no tratamento da TB resistente. Os medicamentos do Grupo 5 não são recomendados pela OMS para utilização de rotina no tratamento da TB resistente, uma vez que a sua contribuição para a eficácia dos regimes de múltiplos medicamentos não é clara. Podem ser utilizados nos casos em que é impossível conceber regimes adequados com os medicamentos dos Grupos 1-4, como nos doentes com TB XDR.[1]

O médico deve elaborar um regime para cada doente, e a informação específica de cada doente deve fazer parte da avaliação que o médico faz de cada doente antes de iniciar o regime de MDR. Os regimes de tratamento devem consistir em pelo menos quatro medicamentos com eficácia certa ou quase certa. A eficácia ou ineficácia clínica de um medicamento não pode ser prevista com 100% de certeza pela DST. O clínico deve utilizar qualquer um dos agentes orais de primeira linha do grupopl, um aminoglicosídeo ou polipeptídeo injetável do grupo 2, uma fluoroquinolona do grupo 3 e os restantes medicamentos do grupo 4 para completar um regime de pelo menos quatro medicamentos eficazes. Em quatro regimes com menos de quatro fármacos eficazes, considerar a adição de dois grupos de cinco fármacos. O número total de medicamentos dependerá do grau de incerteza, e os regimes contêm frequentemente cinco a sete.

O regime normalizado (STR) ao abrigo do Programa Nacional Revisto de Controlo da Tuberculose (RNTCP) para a TB-MDR pulmonar consiste numa fase intensiva de 6-9 meses com seis medicamentos, nomeadamente, canamicina, ofloxacina, etionamida, pirizinamida, etambutol e cicloserina, administrados diariamente. Segue-se a fase de continuação (CP) de 18 meses com quatro medicamentos, nomeadamente Ofloxacina, Etionamida, Etambutol e Cicloserina. Ao fim de seis meses, se a cultura permanecer positiva, a fase intensiva é prolongada por mais três meses (CTD, 2006). A fase intensiva (IP) é definida pela duração do tratamento com o agente injetável. O agente injetável deve ser continuado durante um mínimo de seis meses e durante, pelo menos, quatro meses depois de o doente se tornar e permanecer negativo no esfregaço ou na cultura. A revisão das culturas, dos esfregaços, das radiografias e do estado clínico do doente também pode ajudar a decidir se um agente injetável deve ou não ser continuado por um período superior à recomendação acima referida. Conversão da cultura (a conversão é definida como dois esfregaços negativos consecutivos e culturas efectuadas com 30 dias de intervalo). Após a conversão, a frequência mínima recomendada para a monitorização bacteriológica é mensal para os esfregaços e trimestral para as culturas. A monitorização dos doentes com TB-MDR por um médico deve ser, pelo menos, mensal até à conversão da expetoração e, depois, a cada 2-3 meses, o que também determina a duração global do tratamento da TB-MDR. Estas diretrizes recomendam a continuação da terapêutica durante um mínimo de 18 meses após a conversão da cultura. O prolongamento da terapêutica até 24 meses pode ser indicado em casos crónicos com lesões pulmonares extensas. [22-24]

Dada a falta de muitos estudos, os princípios semelhantes defendidos pela OMS para a doença pulmonar podem ser aplicados ao tratamento da TB-MDR do SNC. No caso da tuberculose do SNC, a monitorização é muitas vezes difícil e os clínicos têm de confiar na resposta clínica e radiológica à terapêutica. Não é necessário continuar a TCA de primeira linha após dois meses de IP se não se registarem melhorias clínicas ou radiológicas. Deve ser feito um esforço para obter o material patológico, como tecido de granulação ou plus, para a cultura e DST. A impossibilidade de obter uma amostra patológica de um doente com TB do SNC é um problema importante. Na ausência de um crescimento bacteriano demonstrável e de resultados de testes definitivos, uma avaliação clínica e uma neuroimagem exaustivas podem orientar o curso do tratamento empírico de segunda linha para a TBMR, e a base do tratamento deve ser a resposta clínica e neuro-radiológica ao tratamento de segunda linha.

Rx

1. Injeção de Kanamicina 0,5 Gram (Inj. Kanamac) Intramuscular, uma vez por dia durante 6 dias por semana (com um dia de intervalo semanal)

Este período é de 6 a 9 meses, dependendo da resposta à terapêutica de segunda linha.

2. Comprimido Cicloserina 250 mg , 1 comprimido Três vezes por dia

3. Comprimidos Monopas (ácido mono-aminossalicílico) 1 grama, três comprimidos três vezes por dia

Assim, um total de até 10 gramas deste medicamento é administrado num dia. Este medicamento pode causar desconforto gastrointestinal.

4. Comprimidos Moxifloxacina 400mg 1 comprimido uma vez por dia

5. Comprimido Etionamida 20 mg 1 comprimido três vezes ao dia

6.Injeção ou Comprimido Dexametasona 4 mg de 8 em 8 horas, por via intravenosa ou oral, dependendo

de acordo com o estado clínico do paciente

A injeção ou o comprimido de dexametasona pode causar gastrite e edema corporal generalizado. Mas reduz o edema cerebral e deve ser adicionada à ATT sempre que houver um envolvimento neurológico grave, como TBM, aracnoidite, paraplegia, etc.

7. Ranitidina 50 mg por injeção intravenosa de 8 em 8 horas ou Ranitidina 150 mg em comprimidos duas vezes por dia

dia

Em vez de Ranitidina, pode ser prescrito Pantprazol 40 mg uma vez por dia. Destina-se a prevenir a gastrite causada pela Dexametasona ou pela ATT.

INVESTIGAÇÕES *: Radiografia do tórax em PA, esputo para AFB e cultura, hemograma incluindo ESR, KFT e LFT*

Uma prescrição típica de um adulto com TB MDR do SNC

Três doentes com TB MDR do SNC operados e tratados com sucesso pelo autor são descritos abaixo.

Todos os doentes foram sistematicamente investigados através de vários testes de diagnóstico. A terapêutica anti-tuberculosa e os procedimentos neurocirúrgicos foram efectuados de acordo com a intervenção necessária, segundo o diagnóstico neurocirúrgico e do doente e a prática baseada na evidência. Os doentes foram avaliados no seguimento radiológico e clínico durante dois anos.[12]

Caso 1: Uma mulher de 16 anos apresentou uma história de comportamento anormal, visão turva, dores de cabeça e vómitos durante 15 dias. Foi tratada para tuberculose pulmonar há cerca de dois anos e tomou ATT durante apenas três meses. Há cerca de 10 meses, foi-lhe diagnosticado um caso de meningite tuberculosa e foi-lhe administrado um regime de cinco fármacos de SHRZE juntamente com Dexametasona durante três meses. A doente não melhorou e foi-lhe administrada ATT de segunda linha, noutro local. A doente desenvolveu caraterísticas de pressão intracraniana elevada, tendo sido aconselhada a realização de uma RMN cerebral com contraste, que revelou granulomas inflamatórios nos lobos frontal e temporal, na fissura silviana direita e no hemisfério cerebeloso direito, com realce leptomeníngeo e hidrocefalia (Fig. 1). Foi efectuada cirurgia de derivação ventrículo-peritoneal do lado direito sob anestesia geral. O doente melhorou após a cirurgia e a terapêutica antituberculosa de segunda linha foi mantida durante 18 meses.

Caso 2: Mulher de 20 anos, admitida com história de perda de peso, fraqueza generalizada, tonturas, febre intermitente, cefaleias e vómitos há cerca de 45 dias, um episódio de convulsão há cerca de 10 diagnosticado como um caso de tuberculose pulmonar e derrame pleural há cerca de quatro meses, para o qual recebeu quatro fármacos anti-tuberculosos de primeira linha, regime HRZE, e foi efectuada punção pleural. Ao exame, apresentava parésia do sexto nervo do lado direito, nistagmo e hemiparésia do lado esquerdo de grau 4/5. Foi medicada com cinco fármacos ATT e foi acrescentada estreptomicina (S) ao regime de HRZE. Foram também prescritos antiepilépticos (fenitoína), descongestionantes cerebrais (dexa-metazona, glicerol e acetazolamida). Foi-lhe diagnosticado um caso de meningite tuberculosa e hidrocefalia. Foi efectuada uma derivação ventrículo-peritoneal do lado direito sob anestesia geral. A punção per-operatória do ventrículo lateral revelou um aumento da pressão do LCR e o LCR estava grosseiramente limpo. O exame do LCR não revelou bacilos álcool-ácido resistentes (BAAR) e foi negativo para qualquer crescimento em cultura. A doente melhorou após a cirurgia e teve alta sem qualquer défice neurológico.

Poucos dias depois, teve convulsões e deterioração do nível de consciência. Apesar da continuação do TCA e de outros descongestionantes cerebrais, a doente não melhorou e foi considerada a possibilidade de mau funcionamento do shunt. Assim, foi efectuada uma derivação ventrículo-peritoneal esquerda sem perturbar a derivação VP direita. No entanto, não se registou qualquer melhoria do estado neurológico do doente. A RM do cérebro revelou novos granulomas e exsudados basais e enfartes cerebrais na RM do cérebro. Assim, interrompeu-se o tratamento com o fármaco de primeira linha e iniciou-se uma terapêutica de segunda linha com canamicina (K), cicloserina, ácido monoamino-salicílico (P), moxifloxacina (M) e etionamida (ET), tendo o doente apresentado melhorias clínicas.

Caso 3: Uma mulher de 22 anos apresentou uma história de febre intermitente, cefaleias nos últimos 2 anos e turvação da visão, diplopia e assimetria facial nos últimos 6 meses. A cefaleia era de início insidioso, holocárnica e gradualmente progressiva. Ao exame, apresentava parésia do nervo facial supranu-claro do lado direito. Foi inicialmente tratada noutro local por febre tifoide e meningite crónica com antibióticos e ATT (HRZE). A neuroimagem revelou ventriculomegalia e foi efectuada uma derivação ventrículo-peritoneal do lado direito sob anestesia geral. A auscultação ventricular per-operatória revelou um aumento da pressão do LCR e o LCR era grosseiramente límpido. O LCR foi enviado para citologia e investigação bioquímica, coloração de Gram, coloração de AFB e cultura de AFB. Não foi observado qualquer microrganismo na microscopia direta do LCR, mas a coloração de Ziehl Neelsen revelou bacilos AFB positivos. O relatório da cultura do LCR foi negativo para qualquer crescimento de bactérias piogénicas, mas foi positivo para Mycobacterium tuberculosis. O doente não podia efetuar testes de sensibilidade para todos os medicamentos de primeira e segunda linha da ATT. Após a cirurgia, foi acrescentada a injeção de estreptomicina ao regime ATT de primeira linha. O doente apresentou uma melhoria inicial após a cirurgia. Mais tarde, o doente desenvolveu sonolência e fraqueza dos membros. A RMN do cérebro e da medula espinal (Fig. 2 e 3) revelou exsudados basais aumentados, com enfarte do tronco cerebral, granulomas cerebrais e aracnoidite espinal. A ATT de primeira linha foi interrompida e foi iniciada a dexametasona e a ATT de segunda linha, composta por canamicina (K), cicloserina, ácido mono amino salicílico (P), moxifloxacina (M) e etionamida (Et). O doente registou uma melhoria clínica significativa durante o acompanhamento da TAT de segunda linha.

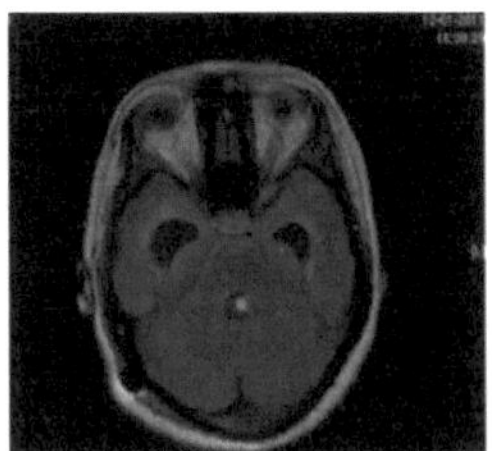

Fig. 1: Imagem em vista axial FLAIR de RM do cérebro mostrando alargamento dos cornos temporais do ventrículo lateral e edema periventricular.

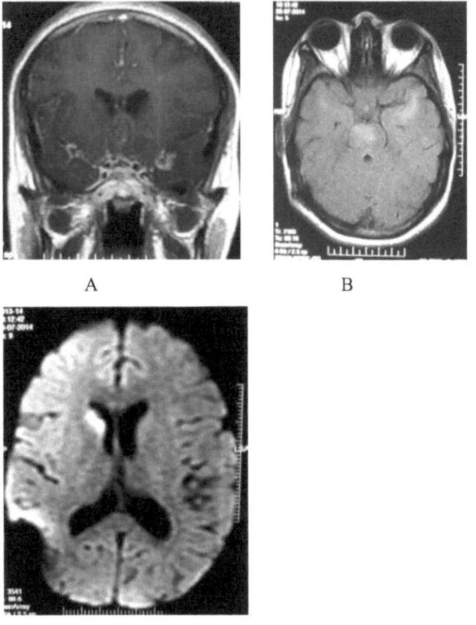

A B

C

Fig. 2: Ressonância magnética do cérebro: A. Imagem de contraste em vista coronal mostrando exsudados basais, B. Imagem FLAIR em vista axial do cérebro mostrando hipointensidade na ponte e no lobo temporal, C. Imagem de difusão ponderada mostrando enfarte no núcleo caudado

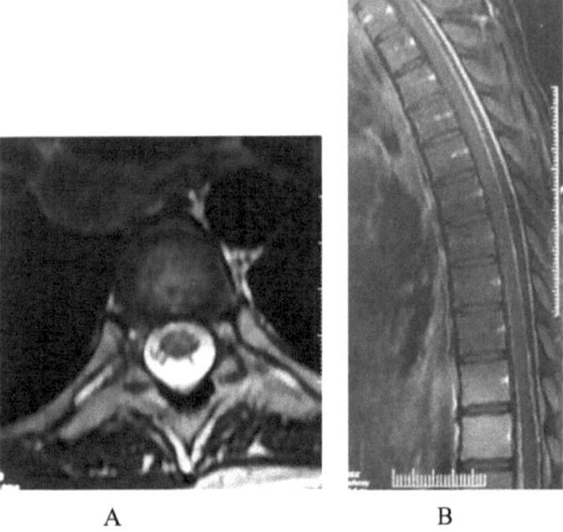

Fig. 3: Imagem T1 com contraste da coluna dorsal: A. Vista axial e B. Vista sagital: mostrando realce leptomeníngeo e aumento do espaço subaracnoideu do LCR.

O diagnóstico clínico da TB do SNC é difícil devido às caraterísticas clínicas inespecíficas e variadas. O acesso ao tecido de granulação ou ao tuberculoma não é possível em todos os casos. Assim, os testes definitivos ou de referência não são possíveis na maioria dos casos de TB do SNC. Uma vez que é difícil avaliar a resposta terapêutica e a conversão da cultura nos casos de TB no SNC, a decisão de iniciar a TCA de segunda linha para tratar os casos resistentes é frequentemente adiada e aumenta a morbilidade e a mortalidade. A decisão de interromper a TCA de primeira linha e iniciar os medicamentos anti-tuberculosos de segunda linha deve ser rápida e precisa. A observação clínica vigilante, os testes laboratoriais e a neuroimagem são os principais instrumentos decisivos para iniciar a terapêutica empírica e detetar qualquer efeito adverso dos medicamentos e a resposta terapêutica durante o acompanhamento dos doentes com TB-MDR-CNS.[12]

Referências

1. Relatório da OMS: diretrizes para o tratamento da tuberculose. 4th ed.,2010.

2. Meningite tuberculosa: uma definição de caso uniforme para utilização na investigação clínica. Marais, Suzaan Guy Thwaites, Johan F Schoeman, M Estee Torok, Usha K Misra, Kameshwar Prasad, Peter R Donald, Robert J Wilkinson, Ben J Marais, The Lancet Infectious Diseases , Volume 10 , Número 11 , 803 - 812.

3. Girgis, N. I., Z. Farid, M. E. Kilpatrick, Y. Sultan, e I. A. Mikhail. 1991. Tratamento

adjuvante com dexametasona para meningite tuberculosa. Pediatr. Infect. Pediatr Dis. J. 10:179-183.

4. Ellard, G. A., M. J. Humphries, e B. W. Allen. 1993. Concentrações de drogas no líquido cefalorraquidiano e o tratamento da meningite tuberculosa. Am. Rev. Respir. Dis. 148:650-655.

5. Ellard, G. A., M. J. Humphries, M. Gabriel e R. Teoh. 1987. Penetração da pirazinamida no fluido cerebrospinal na meningite tuberculosa. Br. Med. J. Clin. Res. Ed. 294:284-285.

6. Kaojarern, S., K. Supmonchai, P. Phuapradit, C. Mokkhavesa, e S.Krittiyanunt. 1991. Effect of steroids on cerebrospinal fluid penetration of antituberculous drugs in tuberculous meningitis. Clin. Pharmacol. Ther.49:6-12.

7. Phuapradit, P., K. Supmonchai, S. Kaojarern, e C. Mokkhavesa. 1990. A partição sangue/líquido cefalorraquidiano da pirazinamida: um estudo durante o curso do tratamento da meningite tuberculosa. J. Neurol. Neurosurg.Psychiatry 53:81-82.

8. Nau, R., H. W. Prange, S. Menck, H. Kolenda, K. Visser, e J. K. Seydel.1992. Penetração da rifampicina no líquido cefalorraquidiano de adultos com meninges não inflamadas. J. Antimicrob. Chemother. 29:719-724.

9. American Thoracic Society, Center for Disease Control and Prevention e Infectious Diseases Society of America. 2003. Treatment of tuberculosis (Tratamento da tuberculose). MMWR Recomm. Rep. 52:1-77.

10. Berning, S. E., T. A. Cherry, e M. D. Iseman. 2001. Novo tratamento da meningite causada por Mycobacterium tuberculosis multirresistente com levofloxacina e amicacina intratecal: relato de caso. Clin. Infect. Dis. 32:643646.

11. DeVincenzo, J. P., S. E. Berning, C. A. Peloquin, e R. N. Husson. 1999. Meningite tuberculosa multirresistente: problemas clínicos e concentrações de medicamentos antituberculosos de segunda linha. Ann. Pharmacother. 33:1184-1188.

12. Meningite tuberculosa multirresistente (MDR) com hidrocefalia tratada com derivação ventrículo-peritoneal: uma revisão.Vinod K S Gautam, Sarbjeet Khurana, Ravinder Singh. Revista Internacional de Medicina, 2015, 3 (1), 22-25.

1 3.Spinal tuberculosis in a case of tubercular meningitis with hydrocephalus. Shriram Gautam, Vinod K.S. Gautam. Revista Internacional de Medicina. 4 (2), 2016, 46-48.

14. Murthy J. Tuberculose do sistema nervoso central resistente a múltiplos fármacos. Neurol India 2012; 60:143-145 http://dx.doi.org/10.4103/0028-3886.96381.

15. OMS. Relatório mundial sobre a tuberculose 2014. Genebra, Suíça.

16. Thomas F. Byrd, Larry E. Davis. Multidrug-resistant tuberculous meningitis. Current eurology and Neuroscience Reports. novembro de 2007, Volume 7, Número 6, pp 470-475.

17. Murthy J. Tuberculous meningitis: The challenges. Neurol India 2010; 58:716-722 http://dx.doi.org/10.4103/0028-3886.72178.

18. Thwaites, G. E., Bang N. D., Dung N. H., et al. 2005. The influence of HIV infection on clinical presentation, response to treatment, and out-come in adults with tuberculous meningitis. J. Infect. Dis.192:2134-2141. http://dx.doi.org/10.1086/498220.

19. Gautam VKS, Khurana S., Singh R. Desafios diagnósticos e terapêuticos no tratamento cirúrgico da tuberculose do SNC. Int J Med Health Sci. 2013, 2, 161-169.

20. P. Kamra, R. Azad, K.N. Prasad, S. Jha, S. Pradhan, R.K. Gupta. Infectious meningitis: prospective evaluation with magnetization transfer MRI. British Journal of Radiology, 77, 2004, 387-94. http://dx.doi.org/10.1259/bjr/23641059.

21. Gautam VKS, Singh R, Khurana S. Revisão da hidrocefalia: experiência pessoal de um neurocirurgião com tratamento de shunts ventriculoperitoneais. International Journal of Medicine, 2, 2014, 56-59. http://dx.doi.org/10.14419/ijm.v2i2.3219.

22. NICE, 2006.http://www.nice.org.uk/guidance.

23. Relatório da OMS, 2006. www.who.int/maternal_child_adolescent.

24. Divisão Central da TB (CTD), Direção-Geral dos Serviços de Saúde, Ministério da Saúde e do Bem-Estar Familiar, Governo da Índia. Diretrizes DOTS-plus. Nova Deli: CTD; 2006.

CAPÍTULO 6

TRATAMENTO CIRÚRGICO DA TUBERCULOSE DO CÉREBRO E DA COLUNA VERTEBRAL

A intervenção neurocirúrgica na tuberculose do SNC é necessária em doentes que apresentem uma resposta insatisfatória à terapêutica médica, aumento do tamanho da lesão mesmo com TAT regular, deterioração da visão devido a hidrocefalia obstrutiva, efeito de massa de um grande tuberculoma ou abcesso tuberculoso que ponha a vida em risco, grande tecido de granulação epidural com espinha de Pott com défice neurológico grave e colapso do corpo vertebral com instabilidade da coluna vertebral e para estabelecer o diagnóstico microbiológico e histopatológico do doente.

A hidrocefalia é uma apresentação muito comum em doentes com meningite tuberculosa. Deve ser inicialmente tratada com tratamento conservador, como esteróides (Dexametasona ou Prednisolona), xarope de glicerol oral, acetazolamida, manitol e Frusemida ou Lasilactona.

Nos doentes com hidrocefalia, é necessário efetuar um estudo do LCR. Os neurologistas e os pediatras preferem uma punção lombar para o estudo do LCR, no entanto, a pressão do LCR pode ser medida com uma agulha de punção ventricular por um neurocirurgião. O LCR colhido do corno frontal direito do ventrículo lateral também pode ser enviado para citologia, bioquímica, coloração AFB, coloração de Gram, coloração com tinta da Índia, cultura bacteriana e micobacteriana, sensibilidade a medicamentos e testes de amplificação de ácidos nucleicos (NAAT) como o estudo PCR.

Uma punção ventricular fornece uma ideia da pressão ventricular do LCR e pode também ajudar a decidir sobre a drenagem ventricular externa ou a derivação ventrículo-peritoneal ou a continuação do tratamento conservador. Alguns casos de hidrocefalia podem ser tratados com tratamento médico a curto prazo com inibidores da anidrase carbónica (acetazolamida), diuréticos de ansa, agentes osmóticos e terapia fibrinolítica.[1,2]

Se a pressão do LCR estiver elevada mas for turva e a citologia e a bioquímica sugerirem uma infeção piogénica ativa (meningite piogénica), deve ser feita uma drenagem ventricular externa.

Se o LCR estiver límpido e a pressão for baixa, pode ser tentado um tratamento com ATT com acetazolamida (Tab Diamox 250 mg três vezes por dia num doente adulto), frusemida (Lasix 20 mg duas vezes por dia), Syp Glycerol 6 tsf três vezes por dia ou Manitol injetável (0,5 - 1,5 gramas /kg de peso corporal em três doses divididas) num adulto. Uma observação clínica atenta e investigações radiológicas em série (como USG craniana em bebés e TAC em crianças mais velhas e adultos) podem ajudar a evitar a cirurgia de derivação ventricular e o doente pode tornar-se normal com tratamento conservador.

Se a tomografia computorizada ou a ressonância magnética do cérebro sugerir a presença de exsudado perivenricular e o doente apresentar clinicamente caraterísticas de ICT elevado, deve ser efectuado um procedimento urgente de desvio do LCR, de preferência uma cirurgia de derivação ventrículo-peritoneal (VPS).[1,2]

O tratamento da hidrocefalia evoluiu através do desenvolvimento de várias operações de derivação e de bypass.[2,3] Os shunts drenam o excesso de líquido cefalorraquidiano (LCR) para a cavidade peritoneal (shunt ventrículo-peritoneal), para a aurícula direita (shunt ventrículo-atrial) e para a cavidade pleural (shunt ventrículo-pleural), sendo a cirurgia de shunt ventrículo-peritoneal (VPS) a mais comum.[4,5] Em condições selecionadas, a terceira ventriculostomia endoscópica (TVE) é uma alternativa à cirurgia de derivação VP. A drenagem ventricular externa (DVE) é um procedimento de eleição para o desvio do LCR em casos de meningite piogénica progressiva e ventriculite. A DVE também pode ser utilizada como procedimento temporário para reduzir a pressão intracraniana (PIC). ,[67]

A seleção do procedimento de derivação para um doente depende das caraterísticas clínicas e dos exames radiológicos. A cirurgia de derivação do lado direito é normalmente efectuada e, em alguns casos, é inserida uma derivação VP do lado esquerdo, se o ventrículo esquerdo estiver assimetricamente aumentado.[1]

Assim, para tratar um doente com hidrocefalia, a avaliação inicial deve incluir a história clínica e o exame neurológico (nas crianças, registar a história pré-natal e do nascimento, examinar a fontanela anterior e o perímetro cefálico, procurar VACTERL, espinha bífida ou qualquer outra anomalia congénita). Investigações radiológicas Normalmente, é necessária uma TAC ou uma RMN do cérebro com contraste.

A derivação ventrículo-peritoneal é o procedimento neurocirúrgico mais utilizado para o tratamento da hidrocefalia. A terceira ventriculostomia endoscópica é outra alternativa para tratar a hidrocefalia obstrutiva. A elevada incidência de insucesso da derivação pode ser minimizada através de uma avaliação clínica meticulosa, estudo do LCR, seleção do tipo de derivação adequado, utilização de antibiótico profilático e precauções no momento da cirurgia.[1]

Normalmente, em doentes com hidrocefalia obstrutiva devido a meningite, é efectuada uma punção ventricular para enviar o LCR para citologia, bioquímica e outras investigações, dependendo do diagnóstico provisório. Se as investigações do LCR revelarem uma infeção bacteriana piogénica, é inserido um dreno ventricular externo e é prescrito um antibiótico juntamente com descongestionantes cerebrais.

Se o estudo do LCR não revelar qualquer caraterística de meningite piogénica ativa, é feita uma derivação VP. A meningite tuberculosa não constitui uma contraindicação para a cirurgia de derivação VP, mas a ATT deve ser iniciada sempre que houver uma primeira suspeita de TB. Mesmo nos casos de tuberculose espinal em que exista pus tuberculoso ou tecido de granulação tuberculoso, pode ser utilizado um implante para fixação, mas a ATT também deve ser iniciada imediatamente.

O tipo de pressão da válvula do shunt é decidido com base na pressão do LCR na punção ventricular. As complicações da derivação podem ser evitadas através da adoção de medidas simples, como a preparação pré-operatória da peça, o uso de campos cirúrgicos, antibióticos profiláticos, a minimização dos movimentos de muitas pessoas dentro do bloco operatório, a escolha do tipo de derivação adequado, a fixação da montagem das derivações, a recolha do LCR durante a cirurgia, o manuseamento mínimo da montagem da derivação, a mudança das luvas antes do manuseamento da derivação, a terapêutica com antibióticos após a inserção da derivação, etc. Se for dada a devida importância a todas as fases da cirurgia de derivação, a frequência de revisão da derivação pode ser minimizada. Quando se suspeita de falha, o doente deve ser novamente investigado minuciosamente antes de voltar a ser operado. Desde que a ponta do ventrículo esteja dentro do ventrículo, é muito improvável que a derivação não esteja a funcionar. O shunt não deve ser revisto se a extremidade ventricular do shunt tiver atravessado para o ventrículo lateral do lado oposto, perfurando o septo pelúcido.[1]

A cirurgia de craniotomia e excisão do tuberculoma não é normalmente necessária para tratar um caso de tuberculoma intracraniano (figura 1).[9] A maioria dos doentes com tuberculomas pequenos, que normalmente se apresentam com cefaleias ou convulsões, são normalmente tratados com sucesso com TTA. Por vezes, o tuberculoma está associado a edema cerebral numa grande área do parênquima cerebral à volta dos tuberculomas. Estes casos podem apresentar caraterísticas de ICT elevado. Nestes casos, a terapêutica com esteróides deve também ser iniciada com descongestionantes cerebrais e TCA.[10] A acetazolamida, os esteróides, os diuréticos e o xarope de glicerol devem ser aconselhados pelo menos durante 2 semanas e deve ser efectuada uma monitorização atenta do doente para detetar qualquer deterioração neurológica e caraterísticas de ICT elevado.

Por vezes, um tuberculoma de grandes dimensões ou muitos tuberculomas coalescentes podem causar hidrocefalia ou não responder à ATT, pelo que pode ser necessário um procedimento de desvio do LCR, como a derivação VP ou a ETV, ou a excisão dos tuberculomas.

As metástases cerebrais, ou neurocisticercos, podem apresentar-se clínica e radiologicamente como um caso de tuberculoma intracraniano. Nestes casos, quando existe um efeito de massa e a lesão se localiza numa área não eléquica do cérebro e o diagnóstico é duvidoso mesmo após ATT prolongado, está indicada a excisão cirúrgica (figura 2).[11] A biópsia estereotáxica é outra opção para esses casos, especialmente se essas lesões estiverem localizadas em áreas eloquentes do cérebro.

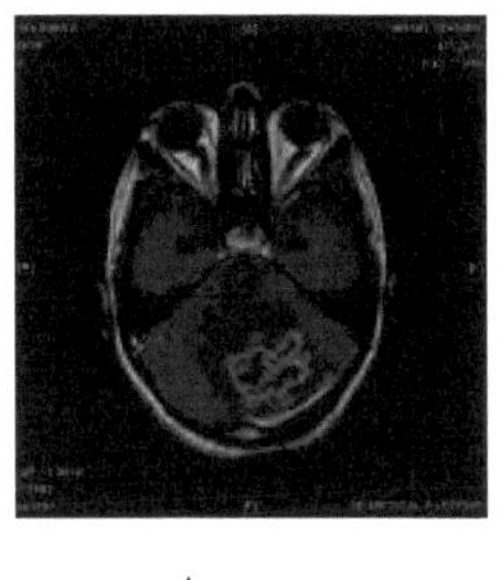

A

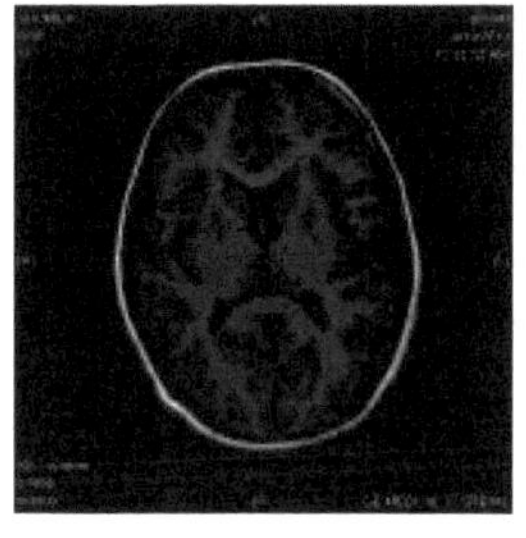

B

Fig.1: RMN de um doente que não necessitou de excisão dos tuberculomas da fossa posterior. Este doente foi tratado com cirurgia de derivação VP e ATT e, mais tarde, a derivação VP foi também removida, uma vez que a extrusão espontânea da derivação exigiu a sua remoção. A. Imagem axial de RM com contraste T1 antes do início do tratamento B. Imagem axial de RM T1 após o tratamento.

Tal como acontece com os tuberculomas, a cirurgia não é normalmente necessária na maioria dos casos de abcesso cerebral tuberculoso intracraniano. Muitos casos de abcessos cerebrais intracranianos respondem apenas a antibióticos, ATT e antifúngicos. A punção de um abcesso cerebral de grandes dimensões descomprime o cérebro e também fornece pus para cultura, microscopia e sensibilidade aos antibióticos. Se o abcesso for piogénico, deve ser iniciado o antibiótico. A ATT, os esteróides, a acetazolamida, o glicerol ou o manitol são geralmente suficientes para tratar o abcesso cerebral intracraniano. Muito raramente, o abcesso cerebral tuberculoso intracraniano requer excisão.

As opções de tratamento adequadas para os abcessos tuberculosos incluem a punção simples, a drenagem contínua, a drenagem fraccionada, a aspiração repetida através de um orifício, a aspiração estereotáxica e a excisão total do abcesso.[8] Para monitorizar a resposta ao tratamento, é necessário efetuar uma tomografia computorizada ou uma ressonância magnética do cérebro.[12-15]

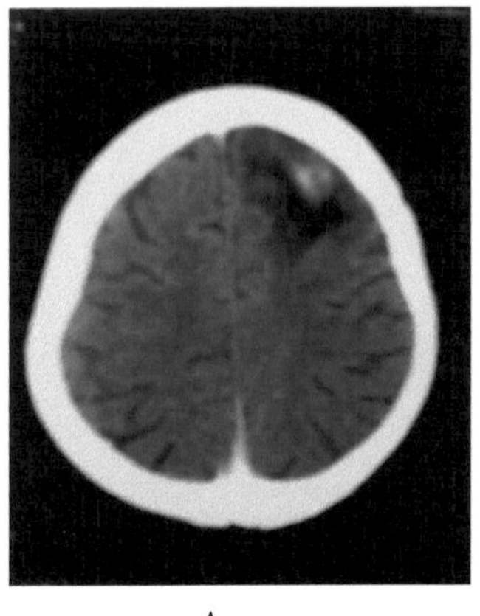

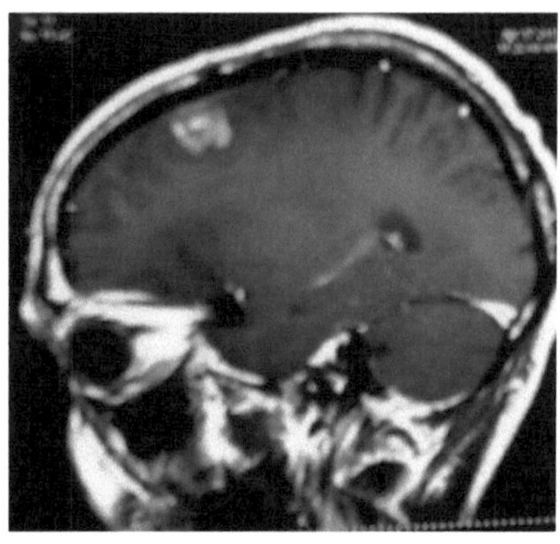

A B

Fig. 2: Lesão no lobo frontal direito num doente com cancro e suspeita de metástases A. TAC com contraste, B. Imagem sagital de RMN do cérebro com contraste. A craniotomia e a biopsia da lesão confirmaram tratar-se de tuberculose.

A tuberculose calvariana é uma apresentação rara da doença. O inchaço do couro cabeludo é a apresentação mais comum. A TC da cabeça e a RMN do cérebro são os principais exames radiológicos (figura 3). No entanto, o diagnóstico definitivo depende da demonstração de bacilos álcool-ácido resistentes, de uma cultura e de um relatório de biopsia. O desbridamento cirúrgico seguido de terapêutica antituberculosa durante 12 meses é a base do tratamento da TB dos ossos do crânio.[10]

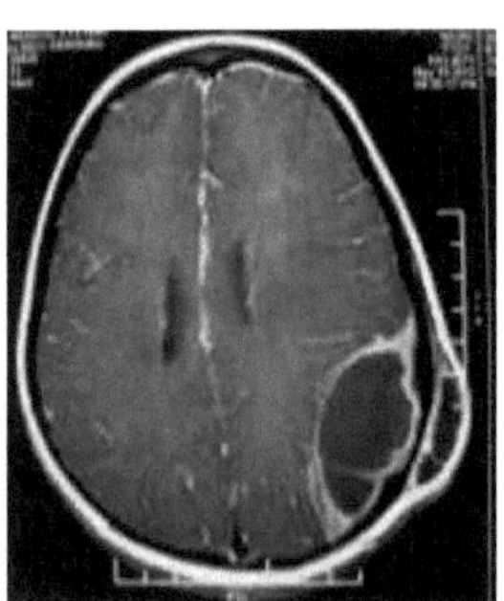

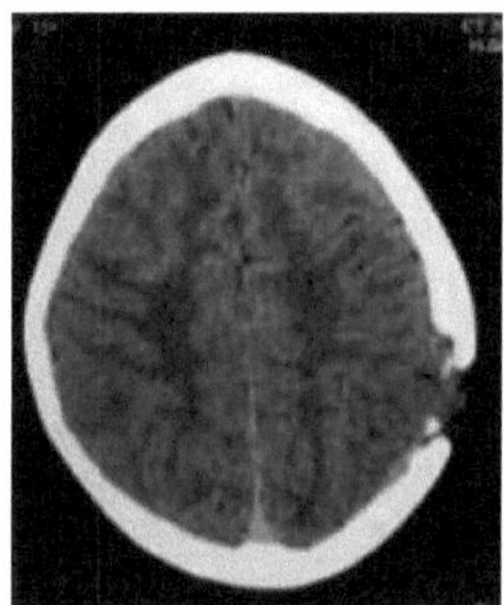

Fig.3: Imagens de um doente com tuberculose calvariana que foi tratado com sucesso com céxcios cirúrgicos e ATT. A. RM pré-operatória com vista axial de contraste, B. Vista axial de TC pós-operatória.

O envolvimento da coluna vertebral ocorre quer secundariamente à coluna de Pott quer como tuberculose medular não óssea. A tuberculose do corpo vertebral com impacto na medula representa a maioria dos casos com envolvimento da coluna vertebral e apresenta-se mais frequentemente com dor, gibosidade e sinais de compressão extrínseca da medula. A tuberculose espinal não óssea inclui aracnoidite espinal, mielite tuberculosa ou tuberculomas.[16] A coluna torácica e lombar são áreas frequentemente afectadas pela tuberculose da coluna vertebral. 10-40% dos doentes com tuberculose da coluna torácica podem apresentar défice neurológico. São necessárias medidas urgentes para travar a progressão da destruição e da deformidade e, sobretudo, para prevenir e ultrapassar a paraplegia. No entanto, é necessária uma seleção adequada da terapia medicamentosa e das modalidades operatórias para otimizar o resultado funcional de cada caso individual de doença de Pott.[17-19]

A penetração melhorada dos medicamentos foi conseguida porque a descompressão cirúrgica remove a barreira fibrosa aos medicamentos e o diagnóstico é estabelecido sem margem para dúvidas. Hodgson (1960) defendeu o desbridamento radical e a remoção de toda a vértebra ou vértebras.[20] No entanto, nem todos os casos de tuberculose espinal requerem cirurgia. De facto, a maioria dos doentes com tuberculose espinal pode ser tratada com sucesso com repouso na cama, esteróides e ATT.[21,22]

Se um doente com tuberculose do corpo vertebral apresentar dores nas costas e a RM da coluna vertebral com contraste revelar um tecido de granulação epidural com compressão da medula espinal, deve ser iniciada ATT e o doente deve ser aconselhado a repouso absoluto no leito. Se estes doentes apresentarem um défice neurológico ligeiro, devem também ser administrados esteróides. Estes doentes devem ser internados para assegurar um repouso rigoroso no leito e uma observação atenta do doente para detetar qualquer deterioração neurológica.

No entanto, se um doente com TB do corpo vertebral apresentar um envolvimento neurológico grave e um colapso do corpo vertebral, deve ser efectuada uma intervenção cirúrgica urgente. A intervenção cirúrgica varia consoante o local e a extensão da TB vertebral. Por vezes, uma simples laminectomia provoca uma melhoria clínica significativa e pode também fornecer tecido de granulação para testes microbiológicos e exame histopatológico.

A laminectomia na coluna dorsal e lombar inferior pode causar cifose progressiva durante o acompanhamento. Assim, o tratamento ideal para um caso de tuberculose do corpo vertebral com compressão da medula espinal e défice neurológico grave com colapso do corpo vertebral e coluna vertebral instável é a ATT, a descompressão esteroide e cirúrgica e a fixação da coluna vertebral.

Outras opções operatórias disponíveis, tais como a cirurgia minimamente invasiva da coluna vertebral, várias técnicas de estabilização da coluna vertebral, fixação, possibilidade de utilização de implantes metálicos na presença de infeção tuberculosa ativa, alteraram drasticamente o cenário na gestão da cárie da coluna vertebral e as indicações para a cirurgia foram alargadas para uma resolução precoce da doença, uma reabilitação mais rápida e a prevenção de complicações tardias.

A deformidade cifótica (mais comum na coluna torácica) ocorre como consequência do colapso da coluna anterior. O colapso é geralmente mínimo na coluna cervical porque a maior parte do peso do corpo é suportado pelos processos articulares.

As lesões tuberculosas extramedulares intradurais (IDEM) são raras e o diagnóstico sem biópsia de tecido é difícil. Assim, o doente pode necessitar de cirurgia para melhoria do estado neurológico e confirmação histopatológica do diagnóstico.

Do mesmo modo, as lesões intramedulares, como o tuberculoma, são raras e a cirurgia pode ser necessária para a melhoria neurológica e o diagnóstico histopatológico.

Como a TB é uma doença sistémica, pode haver envolvimento concomitante de muitos sistemas do corpo. Por vezes, tanto a tuberculose craniana como a espinal podem ocorrer no mesmo doente. Tratei uma mulher de 22 anos que apresentava uma história de febre intermitente, cefaleias nos últimos 2 anos e visão turva, diplopia e assimetria facial nos últimos 6 meses. A cefaleia era de início insidioso, holo-caranial e gradualmente progressiva. Ao exame, apresentava parésia supranu- clear do nervo facial do lado direito. Foi inicialmente tratada noutro local por febre tifoide e meningite crónica com antibióticos e ATT (HRZE). A neuroimagem revelou ventriculomegalia e foi efectuada uma derivação ventrículo-peritoneal do lado direito sob anestesia geral. A auscultação ventricular per-operatória revelou um aumento da pressão do LCR e o LCR era grosseiramente límpido. O LCR foi enviado para citologia e investigação bioquímica, coloração de Gram, coloração de AFB e cultura de AFB. Não foi observado qualquer microrganismo na microscopia direta do LCR, mas a coloração de Ziehl Neelsen revelou bacilos AFB positivos. O relatório da cultura do LCR foi negativo para qualquer crescimento de bactérias piogénicas, mas foi positivo para Mycobacterium tuberculosis. O doente não podia efetuar testes de sensibilidade para todos os medicamentos de primeira e segunda linha da ATT. No pós-operatório, foi acrescentada estreptomicina ao regime ATT de primeira linha. O doente apresentou uma melhoria inicial após a cirurgia. Mais tarde, o doente desenvolveu sonolência e fraqueza dos membros. A RMN do cérebro e da medula espinal revelou um aumento dos exsudados basais, com enfarte do tronco cerebral, granulomas cerebrais e aracnoidite espinal (figura 4). A ATT de primeira linha foi interrompida e foi iniciada a dexametasona e a ATT de segunda linha, composta por canamicina (K), cicloserina, ácido monoamino-salicílico (P), moxifloxacina (M) e etionamida (Et). O doente registou uma melhoria clínica significativa durante o acompanhamento da TAT de segunda linha.

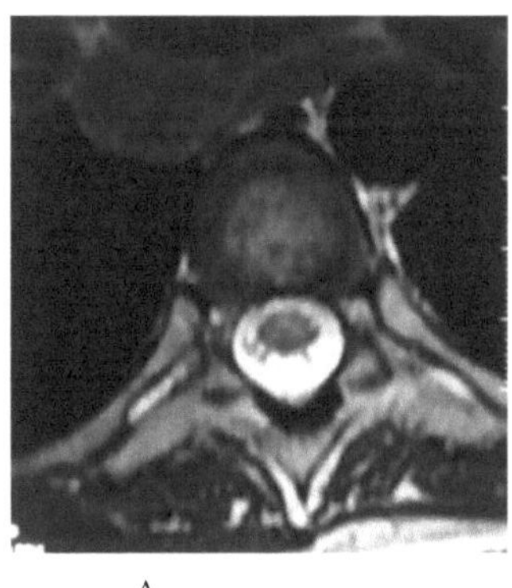

A

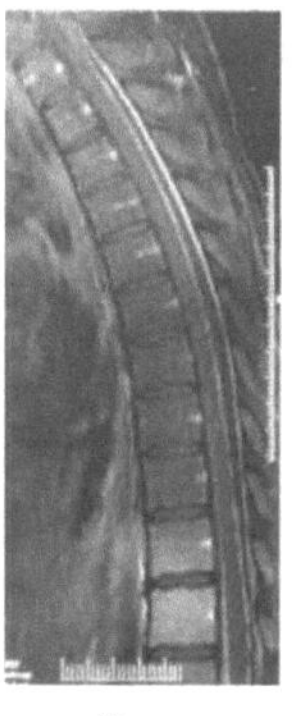

B

Fig. 4: Imagem T1 contrastada da coluna dorsal: A. Vista axial e B. Vista sagital: mostrando realce leptomeníngeo e aumento do espaço subaracnoide do LCR.

O tratamento cirúrgico da tuberculose óssea e da coluna vertebral deve ser a última opção no tratamento de um caso de tuberculose do SNC. Devem ser feitas todas as tentativas para tratar eficazmente um doente sem qualquer morbilidade neurológica. A investigação desnecessária e a intervenção cirúrgica não são aconselháveis em qualquer doente que apresente uma melhoria clínica significativa. A prioridade de um cirurgião deve ser identificar o doente que não necessita de cirurgia e que pode ser totalmente curado com uma intervenção mínima sem qualquer morbilidade neurológica devida à cirurgia. A TB do cérebro e da coluna vertebral é curável com uma observação clínica imediata e intervenções judiciosas.

Referências

1. Hidrocefalia tratada com cirurgia de derivação VP: uma auditoria clínica. Vinod K S Gautam, Ravinder Singh, Sarbjeet Khurana. Revista Internacional de Saúde.2(2),2014,26-29.

2. Agrawal D., A. Gupta, V.S. Mehta. 2005 Papel da cirurgia de derivação na meningite tuberculosa pediátrica com hidrocefalia. India pediatr. 42:245250.

3. Robertson J.S., Maraqa M.I., Jennett Bryan: Ventriculopperitoneal shunting for hydrocephalus. *British Medical Journal,* 1973,2, 289- 292.

4. Low D, Drake JM, Seow WT, Ng WH. Management of ventriculoperitoneal shunts in the paediatric population.*Hsian J Neurosurg.* 2010 Jan; 5(1):7-14.

5. Jha R, Khadka N, Kumar P. Management of Hydrocephalus - Our Experience.*PMJN,* Vol 10, Number 2, Jul-Dez 2010, 68-70.

6. Ali M, Usman M, Khan Z, Khan K.M., Hussain R e Khanzada K: Terceira ventriculostomia endoscópica para hidrocefalia obstrutiva. *Jornal do Colégio de Médicos e Cirurgiões, Paquistão* 2013, Vol. 23 (5): 338-341.

7. Weninger M, Salzer HR, Pollak A, Rosenkranz M, Vorkapic P, Korn A, Lesigang C. Drenagem ventricular externa para tratamento de hidrocefalia pós-hemorrágica rapidamente progressiva. *Neurosurgery.* 1992 Jul; 31(1):52-7; discussão 57-8.

8. Kumar ,R., C.K.Pandey, N. Bose, e S.Sahay.2002. Abcesso de meningite tuberculosa: apresentação clínica, fisiopatologia e tratamento (em crianças) Childs Nerv. Syst. 18:118-123.

9. Tuberculoma de Tronco Cerebral Apresentando-se como Acidente Vascular Cerebral Vinod K.S. Gautam, Ravinder Singh, Sarbjeet Khurana. Jornal IOSR de Ciências Médicas e Dentárias (IOSR-JDMS). Volume 4, Edição 6 (Jan.-Fev. 2013), PP

18-19.

10. Tuberculose Calvariana Primária (TCP) apresentando-se como abscesso frio do couro cabeludo: Relato de dois casos. Vinod K.S. Gautam, Sarbjeet Khurana, Ravinder Singh. IOSR Journal of Dental and Medical Sciences (IOSR- JDMS), Volume 4, Edição 4 (Jan.-Fev. 2013), PP 14-17.

11. Anormalidade comportamental transitória após lesão do esplênio do corpo caloso durante cirurgia de derivação ventrículo-peritoneal. Vinod K.S. Gautam, Ravinder Singh , Sarbjeet Khurana. IOSR Journal of Dental and Medical Sciences (IOSR-JDMS).Volume 5, Edição 1 (Mar.-Abr. 2013), PP 26-29.

12. O que é a tuberculose no SNC? Vinod K. S. Gautam, S. Khurana e Ravinder Singh.Int J Med Health Sci. abril de 2013,Vol-2;Issue-2,PP 161-169.

1 3.Surgical management of Neurotuberculosis- Review of radiological spectrum.VKS Gautam, Ravinder Singh. Revista Internacional de Saúde.1(1),2013,1-7

14. Tuberculoma do SNC a imitar metástases cerebrais. Vinod Kumar Singh Gautam, Ankur Shrivastava, Akriti Khare, Ravinder Singh. Revista Internacional de Medicina,2(2),2014,68-70.

15. Neuro-radiologia: Uma nova investigação padrão-ouro para o tratamento da tuberculose do sistema nervoso central. Vinod K.S. Gautam. Revista Internacional de Medicina, 4(1) (2016),14-22.

16. Tuberculose espinal num caso de meningite tuberculosa com hidrocefalia. Shriram Gautam, Vinod K.S. Gautam. Revista Internacional de Medicina. 4 (2), 2016, 46-48.

17. Khoo LT, Mikawa K, Fessler RG. A surgical revisitation of Pott distemper of the spine. Spine J 2003 Mar-Abr; 3(2):130-145.

18. Yash Gulati e Rahul Gupta. Tratamento cirúrgico da tuberculose da coluna dorsal e lombar. Apollo Medicine, Vol.2, No.2, junho de 2005, 96100.

19. Griffiths DLL. O tratamento da tuberculose da coluna vertebral. Recent advances in orthopaedics. Edinburg, Churchill Livingstone, 1979, 1-17.

20. Hodgson AR, Stock FE. Fusão espinal anterior para o tratamento da tuberculose da coluna vertebral. J Bone Joint Surg 1960; 42A: 295-310.

21. Tuli SM. Conceitos actuais: Deformidade cifótica grave na tuberculose da coluna vertebral. Int Orthop (SICOT) 1995; 19:327-331.

22. Tuli SM. Resultados do tratamento da tuberculose da coluna vertebral pelo "regime do caminho do meio". J Bone Joint Surg1975; 57B: 13-23.

23. Meningite tuberculosa multirresistente (MDR) com hidrocefalia tratada com derivação ventrículo-peritoneal: uma revisão.Vinod K S Gautam, Sarbjeet Khurana, Ravinder Singh. Revista Internacional de Medicina, 2015, 3 (1),22-25

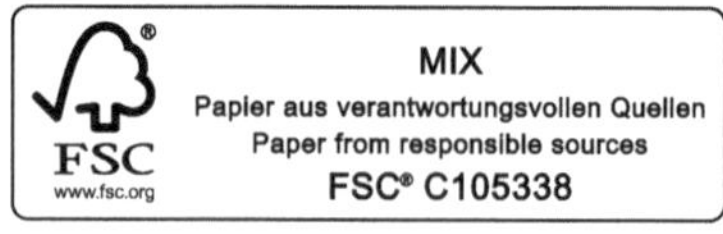

Printed by Books on Demand GmbH, Norderstedt / Germany